生命之乳

乳腺癌诊治康护要略

汪 洁 著

U0188217

上海科学技术出版社

图书在版编目（ＣＩＰ）数据

生命之乳 ： 乳腺癌诊治康护要略 / 汪洁著. -- 上
海 ： 上海科学技术出版社，2020.5
ISBN 978-7-5478-4815-9

Ⅰ．①生… Ⅱ．①汪… Ⅲ．①乳腺癌－诊疗 Ⅳ.
①R737.9

中国版本图书馆CIP数据核字(2020)第075891号

本书出版由上海市"科技创新行动计划"科普项目（编号：18dz2307200）支持

生命之乳：乳腺癌诊治康护要略
汪　洁　著

上海世纪出版（集团）有限公司
上 海 科 学 技 术 出 版 社　　出版、发行

（上海钦州南路 71 号　邮政编码 200235　www.sstp.cn）

上海中华商务联合印刷有限公司印刷
开本 787×1092　1/16　印张 15.75
字数 250 千字
2020 年 5 月第 1 版　2020 年 5 月第 1 次印刷
ISBN 978-7-5478-4815-9/R·2035
定价：48.00 元

本书是一部有关乳腺癌的科普书，以乳腺癌作为主体，从乳腺癌患者的角度，以人文精神为引领而创作，其编写风格与一般的乳腺癌科普图书不同，内容兼具科学性、艺术性和知识性，医学科学理论与实践表述客观准确且通俗易懂，是为女性读者、乳腺癌患者、乳腺癌患者的家人和朋友而著，也可为从事乳腺癌诊治、康复、护理、预防等工作的医务工作者提供参考。

本书分基础知识篇、诊断治疗篇、预防康护篇、最新进展篇四大部分，针对乳腺癌的病因、病理、诊断、治疗、整形、预后、康复、患者心理关怀等方面，深入浅出地分享和传授相关知识，包括乳腺癌的选择性诊断、乳腺癌个体化的全身综合治疗、乳腺癌诊治中的全程指导等，既有循证医学的理念，也有精准医学的方法。

本书讲诊断先道因，讲治疗先疗心，文字简约，浅显易懂，深入人心，为广大读者和女性乳腺癌患者答疑解惑，帮助和鼓舞他们从容应对乳腺癌的困扰，活出人生的精彩，活得积极而美丽。

生命之乳 * 希望之旅

还记得你的医生告诉你，你可能患有乳腺癌吗？

"哦，是的。"你叹了口气。

还记得你的医生告诉你，这是一种女性发病率最高的癌症，称为乳腺癌吗？

"哦，是的。"你不寒而栗。

还记得当你拿到全身检查结果和病理报告被确诊为乳腺癌，一种非早期的乳腺癌吗？

"哦，是的。"你混乱而恐惧。

你是乳腺癌患者。曾经离你那么遥远的癌症，突然就降临到你的身上。你上网了，当然，这不应该是你所做的一切，而你在那里发现了许多讯息：乳腺癌是特别致命的癌症，很多乳腺癌患者的故事，乳腺癌的侵略性如何，以及癌细胞可能如何消耗你，还有死亡的威胁。这种种有关乳腺癌的疑问和不良反应的信息纷纷向你涌来，你怀疑你即将走向生命的终点，你深深地恐惧和忧伤，你还有没有实现的愿望，你的心理还没有准备好。

我是乳腺外科医生。我每天在医院诊室、在外科病房，遇见和面对如你一般的乳腺癌患者。她们遭遇癌症，面对未知的生命之谜，她们的治疗过程极其麻烦和困难，她们的情况可能比你好，或许更糟，可能治愈，可能带癌生存，也可能生命正在倒计时。让我告诉你，现实远没有那么可怕。在医学技术不断进步的今天，大多数的乳腺癌患者都能存活下来。再重复一遍，绝大多数乳腺癌患者都能幸存下来，这是一个很棒的统计数据。

事实是，你可能正在接受有效的治疗。

事实是，你与死亡擦肩，你活了下来。

事实是，你并不是唯一面对死亡威胁的乳腺癌患者。

事实是，大多数乳腺癌患者被治愈，并继续过着愉快而充实的生活。

 乳腺癌并非不治之症，乳腺癌患者有治愈的希望。本书让你了解和学习：造成乳腺癌的危险因素和原因；乳腺癌的发生机制和类型；如何发现乳腺癌；如何阅读乳腺影像检查报告；乳腺肿块穿刺的病理报告包含什么信息；当乳腺癌找上门时要如何面对；与医生讨论个体化的治疗方案；做何种形式的手术；激素受体阳性乳腺癌、三阴性乳腺癌等的特点和预后；转移性或晚期乳腺癌的研究进展和重点；乳腺癌患者的康复、饮食、运动、随访管理等。

乳房，女性最伟大的器官，像其分泌的乳汁一样滋养着人的容貌和身心。它越过千年岁月，讲述着生命的神秘和真谛。西方名句"No breast，No life"，乳房分泌的乳汁哺育了新生命。医学人文学对于现代医学是有很多反思的，集中到一点上，就是认为现代医学有一种非人性化倾向。这种倾向主要表现在两个方面，一个是技术化，就是治病不治人，把患者看作病的载体、医疗技术施与的对象，而不是看作人；一个是市场化，存在利益趋向。医生应当是具有人格尊严、灵魂高尚的人道主义者，是人文精神和科学知识的传播者，在珍惜自己的生命的同时也关爱他人的生命。普及医学科学知识是对生命价值的尊重，是对人的尊重。《生命之乳：乳腺癌诊治康护要略》是关于乳腺健康和乳腺癌的科普之作，是献给女性的爱和对女性的人文关怀。

如果你是女性，如果你是乳腺癌患者，这本书是为你写的，它可以帮助你更好地理解你正在经历的乳房之痛；如果你是乳腺癌患者的家人、朋友，如果你是从事乳腺癌诊治、康复、护理、预防等工作的医务工作者，这本书也是为你写的，其中的一些章节可能是你们需要的、对你们有意义的，分享这本书，去帮助更多需要帮助的人。

当你开始读这本书的时候，你即将开启一段"生命之乳"的希望之旅，祝福你！

汪洁写作于 2020 年元月

目 录

◎ 基本知识篇 ◎

1 开篇初识乳腺癌 / 2
2 乳腺癌似"流行病" / 4
3 道明癌因还有谜 / 6
4 巨细无遗话乳房 / 8
5 早查早治无后忧 / 11
6 细胞质变始为癌 / 13
7 生命之源被癌伤 / 15
8 早期筛查望治愈 / 17
9 病理活检金标准 / 20
10 癌前病变不是癌 / 22
11 应知乳腺原位癌 / 23
12 癌本浸润又侵袭 / 25
13 癌症转移寻规律 / 27
14 孰早孰晚看分期 / 29
15 癌症分期三要素 / 32
16 分期分类明方向 / 34
17 同谓肿块各不同 / 36
18 激素关联乳腺癌 / 39
19 哺乳远离乳腺癌 / 40
20 互见互参利与弊 / 42
21 针吸病变明诊断 / 44
22 关注"三阴"乳腺癌 / 46
23 鉴别炎性乳腺癌 / 48

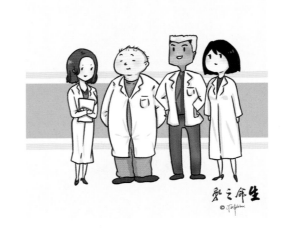

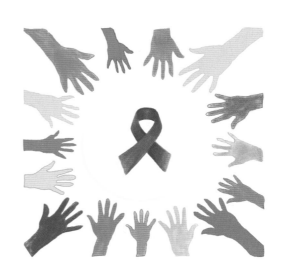

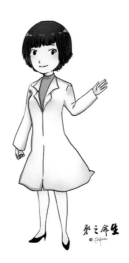

24 须眉须知乳腺癌 / 50

25 基因突变知多少 / 52

26 基因遗传风险高 / 54

27 基因检测再认识 / 56

28 不良情志雪上霜 / 58

29 详面多方欲安之 / 60

30 团队齐心利断金 / 62

◎ 诊断治疗篇 ◎

1 癌肿症状易发现 / 66

2 察变观像为诊断 / 68

3 黑白摄影有价值 / 70

4 详解报告助诊断 / 72

5 小小"钙化"姓何家 / 75

6 向来超声最实用 / 77

7 "磁共振"更添灵敏 / 80

8 血性溢液勿轻视 / 82

9 妇疾钜者莫如乳 / 84

10 "种子土壤"问名医 / 86

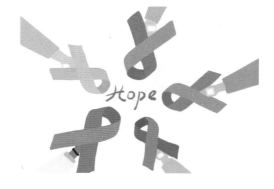

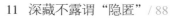

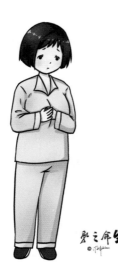

11 深藏不露谓"隐匿" / 88

12 影像引导活检术 / 90

13 定位活检细细讲 / 92

14 佩吉特病当鉴别 / 95

15 治疗方案个体化 / 97

16 全切保乳各优劣 / 99

17 求愈寻美保乳术 / 102

18 恰似哨兵守前线 / 105

19 切除重建欲完美 / 108

20 外科手术欲何施 / 111

21 一刀除疾谁可求 / 113

22 肿瘤边缘看分明 / 116

23 术遗水肿知淋巴 / 118

24 淋巴水肿当预防 / 120

25 局部治疗取舍间 / 122

26 放射治疗看共识 / 124

27 认识相关标志物 / 127

28 化学治疗费思量 / 130

29 激素治疗更持久 / 133

30 激素治疗有原则 / 135

31 如影相随医未停 / 137

32 抗癌明星"赫赛汀" / 139

33 何以检测解迷津 / 141

34 解读病理定方案 / 143

35 应对早来骨转移 / 146

36 不可预测脑转移 / 148

37 "相爱相杀"肝转移 / 150

38 综合诊治肺转移 / 152

39 维持姑息路漫漫 / 154

40 中医西医两结合 / 157

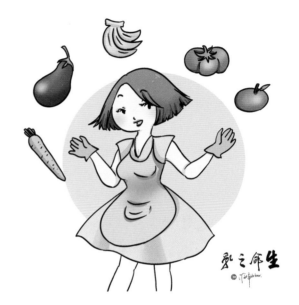

◎ 预防康护篇 ◎

1 "叶状肿瘤"真面目 / 160

2 莫将"浆乳"误判癌 / 162

3 抑郁疼痛是"好友" / 165

4 术后随访大学问 / 168

5 乳房保养重身心 / 170

6 三级预防看过来 / 173

7 消除癌痛求尊严 / 176

8 癌变关联骨丢失 / 179

9 防癌饮食面面观 / 182

10 动静结合在预防 / 185

11 唯有信念心自宽 / 188

12 "带癌生存"必修课 / 190

13 中医治癌重调理 / 193

14 "忌口"向来有争议 / 195

15 治癌何来肝损伤 / 197

16 伴随风险多扰心 / 199

17 生命终点需关怀 / 201

18 艺术心术共医术 / 204

◎ 最新进展篇 ◎

1 功能显像有优势 / 208

2 微创无痕话"锐旋" / 210

3 放射治疗新探索 / 212

4 辅助治疗新模式 / 214

5 靶向研发代代新 / 216

6 免疫系统守卫者 / 219

7 免疫研究有突破 / 221

8 直面生存选择题 / 223

9 临床试验有意义 / 225

10 微创冷冻消融术 / 227

11 替代疗法罗生门 / 230

12 食疗抗癌新理念 / 233

参考文献 / 236

后　记 / 237

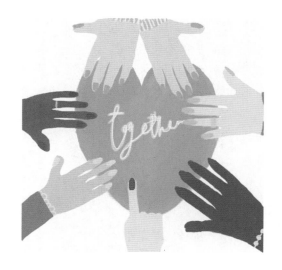

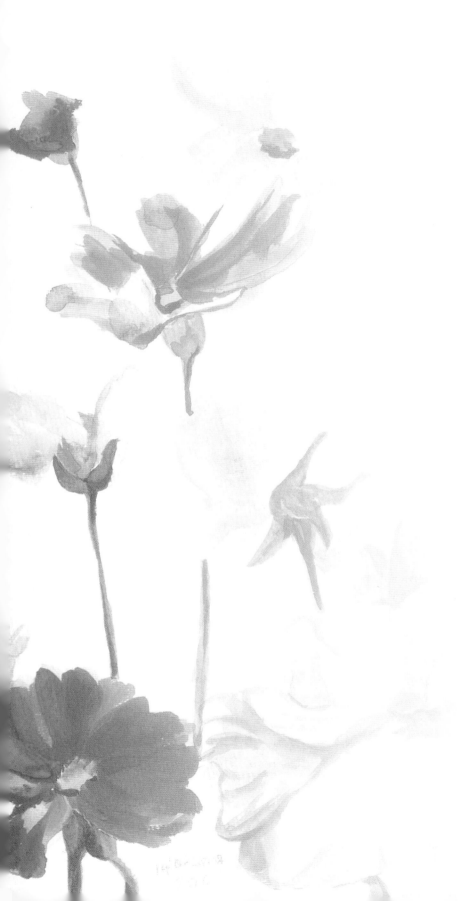

基本知识篇

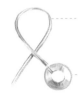

1 开篇初识乳腺癌

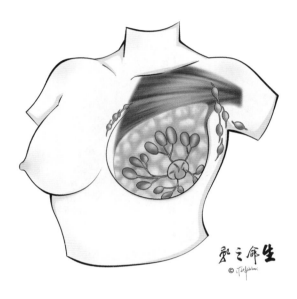

如果说，生命是上帝赋予每个人的一场盛宴，那乳房对于享受这一盛宴的女性，则代表着健康、美丽、爱和生命之源，它见证女性走过青春岁月，陪伴她们翩然蜕变、拥抱幸福和获得成熟。乳房也是女性终身的骄傲。然而，在生命之花绚烂绽放之际，乳腺癌的阴影也常常会无声无息的来临，它截断生命之源，它带给女性痛苦的打击和折磨。

清代妇产科著作《妇科玉尺》道"妇人之疾，关系最钜者，则莫如乳"。南宋杨士瀛在《仁斋直指方论》中云"癌者，上高下深，岩穴之状……女子多发于乳……"，故乳腺癌最初即名"乳岩"，大多是如同岩石般坚硬而嶙峋的乳房恶性肿瘤。

乳腺癌以单个肿瘤细胞不受控制地生长开始，首先攻击乳房，然后侵犯身体的每一个部分。乳腺癌发病初期，表现为患侧的乳房出现单发、无痛性并呈进行性生长的小肿块。有些疼痛的肿块也可能是癌症，如果发现乳房某个部位感觉异常，或者在影像图像上，可见致密程度发生改变，这或许是癌症的表现。偶尔，乳腺癌还会表现为乳房皮肤泛红和内陷，乳头四周湿疹或腋下的肿块。如果乳房溃陷成洞，那就有可能已发展为乳腺癌了。

TIPS

> 以乳房的乳头为中心点，可以把乳腺划分为四个区域，也就是所谓的四个象限，即外上象限、内上象限、外下象限、内下象限。乳腺癌最常发生于外上象限，其次是乳头和乳晕区域，再则是内上象限。
> 左、右两侧乳腺癌的发病率接近。
> 乳腺癌不是传染病，不会传染，但有遗传倾向。

✎ 随着医学诊治水平的进步，乳腺癌患者的存活率在不断提升，呈现出慢病化的趋势。

✎ 得了乳腺癌，很多女性由于对乳腺癌的基本科普知识知之甚少，出现无端的精神和心理压力，严重影响生活质量。因此每位女性都应该充分了解和认识自己的乳房，熟悉可能发生在乳房的病变。通过了解关于乳房疾病和乳腺癌的科普知识，可以在乳腺癌发生之前及时预防，在发生时积极面对、配合治疗、努力康复。

✎ 乳腺癌就在我们身边。

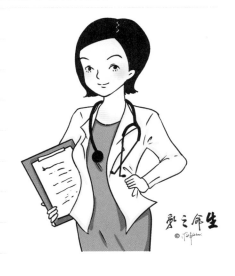

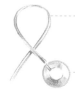

2 乳腺癌似"流行病"

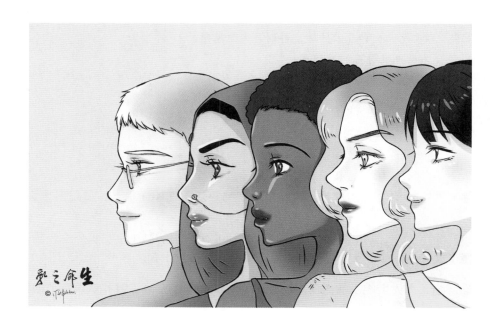

乳房是周期变化的。它们原本干净纯洁，在儿童时期发育，接着在青春期、怀孕期和哺乳期快速变化，中间还发生了血化为乳汁的奇迹。乳房的变化随着更年期停经症状的到来而放慢。

乳房也是反复无常的。由于女性生理性月经周期的改变、生活饮食习惯的改变、心理压力的增大、环境质量的恶化等诸多因素的影响，她们时时有罹患乳腺疾病和乳腺癌的风险。

在所有的癌症中，乳腺癌的发生率堪称达到"流行病"的标准。乳腺癌已是全球女性发病率最高的恶性肿瘤，成为严重威胁女性健康的重要疾病，被称为第一"红颜杀手"。近年，我国每年新诊断的乳腺癌病例数约占全世界发病总数的12.2%，每年由于乳腺癌而导致死亡的病例数约占全世界发病总数的9.2%。乳腺癌的发病率每年以平均3%的速率增长，病死率也逐年攀升。

在上海地区，乳腺癌的发病率不仅居全国之首，而且在女性诊断出的各种类型癌症中，乳腺癌病例的数量亦占据第一位，约占所有癌症总数的17%，每6名癌症患者中就有1名是乳腺癌患者。在发病年龄上，从30岁开始逐渐增加，发病年龄高峰为40~49岁，而且乳腺癌患者就诊时间大都偏晚。

TIPS

> 一般而言，癌症是老年人多发的疾病，但乳腺癌的发病高峰却正值女性更年期，是人生重要的阶段。

> 许多乳腺癌患者在发病初期，由于不了解乳腺癌的特点，没有及时去就诊，犹豫中丧失了最佳的治疗时机，导致病情不断加重。

作家西西说："当世的女子，一旦罹患乳腺癌，远比失爱更令人伤心，失爱只是个人的不幸，而乳腺癌则截断了生命的延续。"

乳腺癌为什么发生？在科技高速发展的今天，我们已经可以将这种广泛流行并危害女性乳房的癌症暴露出来，但对于乳腺癌的主要成因还是莫衷一是。

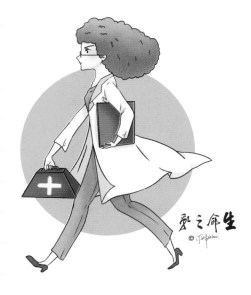

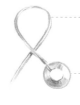

3 道明癌因还有谜

乳腺是多种内分泌激素的靶器官，如雌激素、孕激素及泌乳素等。乳腺癌的发生和发展与激素有密切的关系，其中雌酮及雌二醇与乳腺癌的发生有直接关系，这是因为雌激素与乳腺肿瘤细胞表面的雌激素受体结合，使乳腺组织增生，继而癌变。雌激素分泌紊乱，女性患乳腺癌的危险性也就越高。

乳腺癌患者的发病原因

- 遗传因素：乳腺癌具有家族遗传倾向，临床见有母女或姐妹同时或先后患乳腺癌。有乳腺癌家族史者，其发病率比普通人群高 3~5 倍。

- 生育和哺乳：未育或少育、未哺乳可能会增加发生乳腺癌的概率，是乳腺癌的主要病因。

- 内分泌紊乱：乳腺癌的高发年龄是 40~55 岁，正值激素分泌失调的更年期阶段。由于体内激素的波动，导致乳腺导管上皮细胞过度增生而至癌变。

- 乳腺良性病变：乳腺导管上皮有高度增生或不典型增生者，可能与乳腺原位癌的发生有关。

- 生活习惯：营养过剩、肥胖、高脂肪膳食使体内的雌激素分泌增加，月经初潮提前，绝经期延后，均会诱发乳腺癌。长期吸烟和饮酒、滥用药物和保健品，可能也是乳腺癌发生的高危因素。

- 高剂量放射线：放射线可提高患乳腺癌的危险性，危险性的大小取决于接受放射线的年龄和照射剂量。需要强调的是，乳腺普查过程接触的低剂量放射线，诱发乳腺癌的危险性非常小。

- 精神和环境：在焦虑或压抑的强烈刺激下，由于机体紧张状态，导致机体内分泌失衡。而外在环境的恶化，诸如工业烟尘、汽车尾气、被污染的河水等，处于不良环境中的乳房，乳腺癌的发病风险可想而知。

  • 激素补充疗法：在治疗更年期综合征引起的全身不适等症状时，使用激素补充疗法会增加患癌风险。

通过流行病学的研究，乳腺癌的发病因素不再仅仅依据基因遗传因素和种族的背景来解释，因为生活形态及环境的影响已在女性乳腺癌的发生中扮演着决定性的角色。其中饮食形态及就医行为是值得改善和改变的生活内容。

乳腺癌之谜，答案并不总是那么直截了当。

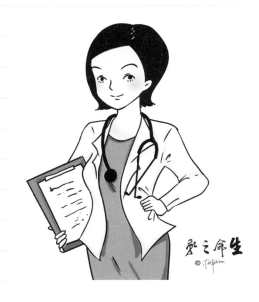

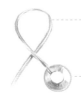

4 巨细无遗话乳房

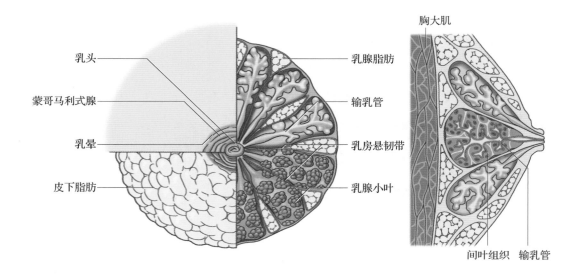

乳头
蒙哥马利式腺
乳晕
皮下脂肪

乳腺脂肪
输乳管
乳房悬韧带
乳腺小叶

胸大肌
间叶组织　输乳管

英国医生库珀博士早在 18 世纪初就开始研究乳房学（senology），这个字源自 seno，也就是意大利文和西班牙文"胸部"的意思。库珀博士通过对各类女性尸体的各种形态乳房的解剖，发表了医学史上最早的乳腺结构图，乳腺有一组弓形纤维固定在胸壁上，这组纤维即为乳房悬韧带（又称"库珀韧带"）。

库珀一丝不苟地解剖，除了精细地描述了乳腺导管和乳腺小叶的结构，同时指出乳腺的静脉和神经围绕乳腺导管和乳头，以及它们在乳腺分泌乳汁时所起的作用，巨细无遗。当代解剖学在此基础上更是全面阐述了乳房的血管、淋巴、神经解剖结构，掌握乳房的结构以及围绕其周围的血管、淋巴、神经解剖结构，是乳腺外科医生开展乳腺癌手术治疗的基础。

乳房的解剖结构

• **乳房的结构**：由可以泌乳的乳腺小叶、乳腺导管和被称为基质的脂肪组织组成。

• 乳房的供血：主要来自肋间动脉外侧穿支、胸肩峰动脉穿支和乳内动脉穿支。

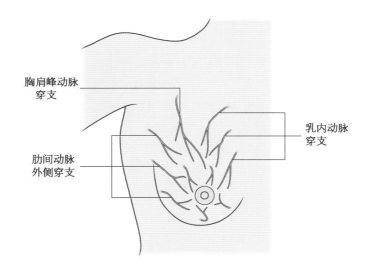

• 乳房的神经支配：与乳房相关的神经主要包括胸第二至第六肋的肋间神经及锁骨上神经，其中肋间神经是乳腺皮肤感觉的主要支配神经。

• 乳房的淋巴流动：乳房的淋巴回流主要有以下 4 个通路：

◆ 乳房外侧部和中央部淋巴管——→胸肌淋巴结。

◆ 乳房上部淋巴管——→尖淋巴结和锁骨上淋巴结。

◆ 乳房内侧部淋巴管——→胸骨旁淋巴结。

◆ 深部淋巴管——→胸肌间淋巴结。

在淋巴回流途径以外，乳房内侧的浅淋巴管与对侧乳房淋巴管交通，内下部的淋巴管通过腹壁和膈下淋巴管与肝淋巴结交通。

乳腺癌手术中切除乳房和腋淋巴结，操作重点在于解剖血管、神经和淋巴结，切除肿瘤的同时，注意保护重要的血管和神经，避免不必要的损伤。而防止癌细胞扩散所做的腋窝淋巴结清扫术，在彻底清扫淋巴结同时阻断淋巴管，会引起淋巴水肿。从腋下到锁骨下，淋巴管复杂而繁多，淋巴结掩埋在脂肪之中。腋窝淋巴结按位置分为 5 群，分别为外侧、胸肌、肩胛下、中央、腋尖。

TIPS

> 清扫腋窝淋巴结，先从最易发生转移的外侧淋巴结开始，早期乳腺癌清扫外侧淋巴结，但如果残留已发生转移的淋巴结就可能导致乳腺癌复发，需清扫胸肌、肩胛下和中央淋巴结。

> 淋巴结清除范围越大，越容易发生腋下到上臂疼痛、麻痹以及上臂淋巴水肿等问题。

> 前哨淋巴结活检术只摘除腋淋巴结中癌细胞最早到达的淋巴结，可以避免大范围地清扫而减少淋巴结水肿等手术副作用。

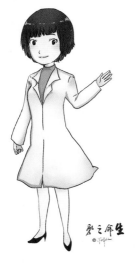

乳房的结构以及围绕的精细的供血淋巴和神经相辅相成，比例相当，赋予人类生与死的使命。

乳房发育时乳腺导管细胞大量繁殖，构成胸部美妙的组织，这和乳腺癌来袭时导管小叶细胞大量繁殖的过程一模一样，如出一辙。

5 早查早治无后忧

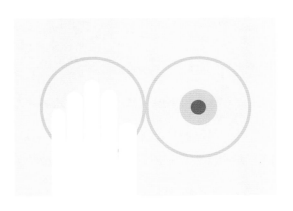

　　乳腺癌是一种全身性疾病，可通过淋巴结、血液等转移到肺、肝、脑、骨等处，但如果早期发现，早期治疗，一般情况下是能够康复的，且预后良好。人类曾经历"癌症即死亡"的时代，所幸这已是过去式了。

　　在现代社会，随着医学的发展、技术的成熟、新药的研发，针对乳腺癌，只要及时发现并积极的治疗，90% 的早期乳腺癌都可治愈。很多患者通过治疗，身体恢复健康，回归正常的生活。从这个意义上说，告知乳腺癌患者实情是必要的，只有让患者了解自身的病变情况，才会更明智地考虑，并与医生讨论病情，选择更好的治疗方案，才能达到最好的预后效果。

TIPS

> 为了早期发现乳腺癌，自我检查很重要。
> 通过自己检查觉察到乳房的变化和异样感，再去专科医院接受定期检查，然后通过专科医生的手诊、乳腺 X 线摄片和超声检查的进一步核实。
> 如果影像学检查图像发现异常，就需进一步做组织病理学检查。

自我检查要点

- 观察：是否感觉左右乳房不对称；有无肿胀的部位；举起双手，检查有没有感觉变硬和凹陷的部位；皮肤颜色有否变深或毛孔显眼；乳头有否凹陷。

- 触摸：乳房有无肿块；有无变硬；腋下有无肿胀或肿块；乳头有无溢液；有无触痛。

专科定期检查要点

- 普通女性 40 岁以后，需每两年做一次 X 线摄片或超声检查。

- 有乳腺癌高风险女性，提前在 30 岁以后，每年做一次专科检查。根据年龄和是否有乳腺疾病病史，选择适合的检查，安排技术好的技师拍片，专业医师解读。

- 家族中有乳腺癌病史者、有慢性乳腺疾病病史者、接受更年期激素补充疗法者、长期吸烟或饮酒者、未婚未育或未哺乳者、初潮年龄小和绝经年龄晚者等，以上属于患乳腺癌高风险人群，更需定期检查。

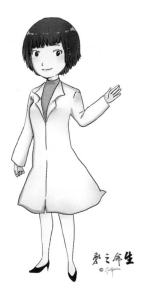

临床证实，通过乳腺 X 线摄片和超声检查，可以提高乳腺癌的早期发现率，减少 40 岁以上女性人群的患癌病死率。

接受乳腺专科检查应在技术水平高的医疗机构进行。

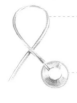

6 细胞质变始为癌

女性乳房由 15~20 个输乳管和乳腺小叶组成，在小叶和输乳管之间是脂肪和纤维组织。输乳管的末端连接乳腺小叶，如同树枝末端长着树叶，每个小叶由许多更小的腺泡组成，腺泡由分泌乳汁的微小腺组成。当分娩后，腺泡内产生乳汁，通过输乳管输送到乳头。

乳腺癌就发生在输乳管和小叶细胞内。乳房是女性重要的性器官，正常乳腺细胞由人体生长和分化而来，当乳腺细胞损伤或老化，新的细胞会替代它们。当幼稚的乳腺细胞在分化过程中误入歧途，发生错误而质变（称为分化差），细胞异常增生，从而导致乳腺癌的发生。

肿瘤的三大特性

- 间变性：幼稚细胞在分化过程中误入歧途，发生质的变化，称为分化差。

- 自律性：肿瘤细胞具有相对无限制、失控和不协调生长的能力，即丧失对正常细胞生长控制的反应。

- 遗传性：肿瘤细胞形成后可将上述特征"遗传"给具有不同潜能的肿瘤细胞亚群的分化细胞。

乳腺癌的诊断过程

乳腺癌是一种恶性肿瘤，细胞的异常增生，通常在乳房里形成一种新生物，也就是所谓的肿块。女性在乳腺自检发现肿块时，应尽快到医院就诊，由专科医生重新触诊，必要时安排进一步的检查来明确诊断。

乳腺专科医生会根据肿块的大小、边界、质地、活动度、有无压痛、与周围组织的关系等来确定肿块性质，同时确定有无腋窝淋巴结的病变，并根据就诊者的年龄因素和乳房特点，结合乳腺超声、乳腺钼靶 X 线摄片、乳腺磁共振等检查以鉴别诊断。

TIPS

> 切记，发现肿块，无须恐慌。并不是所有的乳腺肿块都是肿瘤，也并不是所有的乳腺肿瘤都是乳腺癌，很可能仅是良性肿块。
> 乳腺的良性肿块较常见，如乳腺纤维腺瘤、乳腺囊肿、乳腺导管内乳头状瘤、乳腺炎等。
> 只有异常增生的乳腺肿块才可能是乳腺癌。

身为女性便意味着拥有乳房，认知乳房便意味着重视自己，乳房自检便意味着早期发现乳腺癌。

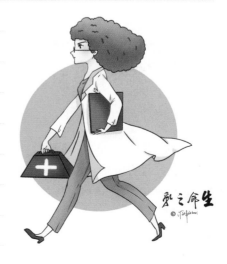

7 生命之源被癌伤

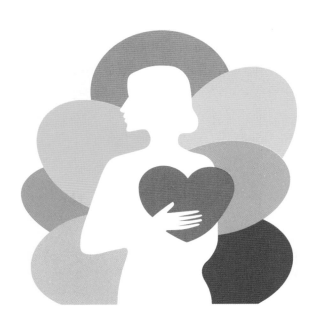

　　乳房是女性终身的骄傲，它见证着女性走过青春岁月，陪伴她们翩然蜕变、拥抱幸福和获得成熟。然而，在生命之花绚烂绽放之际，乳腺癌的阴影也常常会无声无息地来临，它截断生命之源，它带给女性痛苦的打击和折磨。让女性痛苦不堪的乳腺癌已是一种严重危害女性身心健康且致命的疾病。

　　乳腺癌是乳房恶性肿瘤，所谓肿瘤（tumor）是指新生物，是细胞的异常增生；所谓癌（cancer），病理学上是指上皮组织来源的恶性肿瘤，分为鳞状细胞癌、腺癌、移行细胞癌和基底细胞癌。来源于乳房的恶性肿瘤属于腺癌，所以被称为乳腺癌。癌是恶性肿瘤中最常见的类型。

　　乳腺组织形成的团块称为肿块，如果发展，则称为肿瘤，乳腺肿瘤可以是良性的，也可以是恶性的。良性肿瘤通常对组织器官无害，手术切除后肿瘤不再复发，也不会转移到身体其他部位。但恶性肿瘤会致命，会侵犯邻近的器官和组织，也会转移到身体的其他部位，肿瘤切除后还有复发的风险。

乳腺癌细胞发生于小叶和乳腺导管，癌细胞在乳腺小叶和乳腺导管中可以增厚或轻度隆起（如原位癌），也可以呈浸润性生长，形态不规则，突破小叶管壁的基底膜，如树根或蟹足（如浸润性导管癌）。大多数乳腺癌的切面为鱼肉色的，也有的是灰白色，如果有癌内出血或坏死，则为暗红色或灰黑色。

癌细胞会局部播散，也会通过血管和淋巴管迁移到人体的其他部位而远处播散，并在新的部位长出新的肿瘤而损害组织和器官。例如，乳腺癌首先播散到毗邻的腋下淋巴结、胸骨和肋骨。当乳腺癌从它的"生命之源"乳房转移到其他组织和器官时，癌细胞就在那里继续生长。例如乳腺癌转移到肺，肺部的癌细胞理所当然是乳腺癌细胞，而不是肺癌细胞，因此是肺转移性乳腺癌，治疗的方案必须是治疗乳腺癌，而不是肺癌。

如果说，生命是上帝赋予每个人的一场盛宴，那乳房对于享受这一盛宴的女性，则代表着健康、美丽、爱和生命之源。

乳腺癌是可以战胜的，不必然致命。

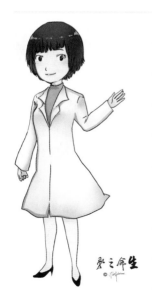

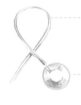

8 早期筛查望治愈

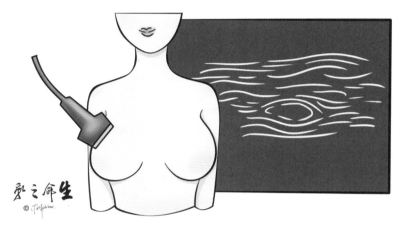

乳腺超声检查

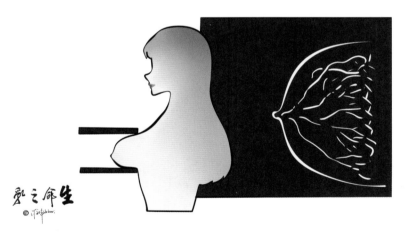

乳腺钼靶检查

乳腺癌最先起源于一个小病灶，可以是小肿块或影像上的小病变，随后通过侵袭、局部浸润和远处转移，最终波及全身脏器系统。由乳腺癌研究进展证明：乳腺癌如果早期发现和早期治疗，有望降低病死率，且有望治愈。

大部分人在体检时触摸到肿块才发现乳腺癌，为了在此之前可以更早地发现乳腺癌，定期乳腺 X 线摄片成为女性乳腺癌筛查的常规检查项目。恶性肿瘤在早期较为隐秘，可以瞒过患者，也可能欺骗医生的眼睛，但通过乳腺癌 X 线摄片等筛查方法可被识别。这就是为什么要定期做乳腺 X 线钼靶摄片的重要原因，该检查对于提高乳腺癌的治愈率、降低乳腺癌的病死率、实现保乳手术等具有重要意义。

乳腺癌筛查鉴别的两类女性人群

- 表面健康的女性，但可能已发生乳腺癌。

- 实际健康的女性且没有发生乳腺癌。

乳腺癌筛查的项目

- 自检和定期检查。

- 乳腺 X 线摄片。

- 超声。

- MRI。

- 乳管镜（对于乳头溢液人群）。

TIPS

> 不同年龄段女性乳腺癌筛查方案：
> - 20~30 岁女性，患乳腺癌概率低，原则上自检即可，图像检查一般选择超声，如果家族中有乳腺癌患者或有乳腺疾病病史者，可以做乳腺 X 线摄片。
> - 30~40 岁女性，除了每月自检以外，每年一次体检加超声筛查是必要的。
> - 大于 35 岁女性，每两年做乳腺 X 线摄片。
> - 40~60 岁女性是患乳腺癌的高危年龄段，体检、超声、X 线摄片应每年做一次。
> - 60 岁以上女性，乳腺退化，乳腺转化为脂肪，所以 X 线摄片能更清晰地发现乳腺癌。

大多数的乳腺癌筛查指南建议女性在 40~49 岁时开始，大约 10% 的乳腺癌女性患者从筛查中获益。

乳腺癌筛查能有效发现微小的癌肿，乳腺 X 线摄片是发现乳腺癌的火眼金睛。

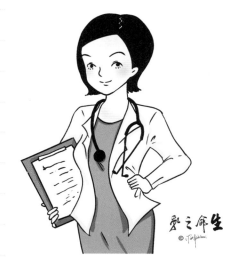

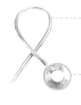

9 病理活检金标准

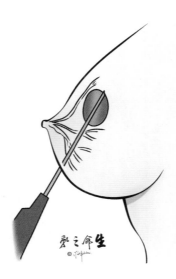

　　癌症研究的基础学科是病理学，病理学（pathology）的英文含义就是对疾病的研究。乳腺癌研究的发展历史告诉我们，只有在对癌发生、发展的规律及其本质有正确的认识之后，才会使乳腺癌诊之有据，治之有效。

　　如果女性发现乳房异常，除第一时间体检和 X 线摄片或超声检查外，更确切的诊断便是病理诊断。所谓病理诊断，就是采集肿块等病变部位细胞或组织，通过病理检查来鉴别是否是癌细胞。如果是乳腺癌，需进一步分辨是什么类型的乳腺癌，因为不同类型的乳腺癌治疗方案不同。

　　乳腺癌病理检查的方法有细胞学检查和组织学检查。细胞学检查包括用细针穿刺抽吸细胞学检查、乳头分泌液细胞学检查和糜烂面擦拭细胞学检查。经过细胞学检查后仍无法判断是良性或恶性时，或是怀疑癌症，更要进一步组织学检查，也就是活体组织检查（biopsy），以下简检"活检"。确定肿块是不是癌症的金标准就是活检。

组织学检查如下

• 外科手术活检：通过外科手术切除肿瘤的一部分。

- 粗针穿刺活检：通过粗针刺入肿块而采集组织。

- 乳腺 X 线立体定位穿刺活检：在 X 线立体定位下，通过特殊的真空抽吸粗针穿刺病变部位而获取组织。

病理活检获取的组织被送至病理科，病理科医生通过肉眼观察、光学显微镜观察组织切片、电子显微镜观察组织超薄切片来判断细胞形态和结构的改变，从而判别细胞的良、恶性。随着现代免疫病理学和分子病理学的飞速发展，乳腺癌的病理诊断方法又融入了免疫组织化学（IHC）、荧光原位杂交（FISH）等研究手段，将乳腺癌的病理诊断与治疗研究紧密结合，互相渗透。

通过病理学研究我们熟悉了乳腺的显微结构，并按病理特征将乳腺癌分为两种类型：非浸润性乳腺癌（包括导管原位癌和小叶原位癌）和浸润性乳腺癌（包括浸润性导管癌和浸润性小叶癌）。乳腺导管癌发生于乳腺导管，占乳腺癌的 70%；乳腺小叶癌发生于乳腺小叶，占乳腺癌的 10%；除此之外是混合型的乳腺癌（既有导管癌，又有小叶癌）和特殊类型的乳腺癌。免疫组织化学检测可以分析乳腺癌细胞的雌激素受体（ER）、孕酮受体（PR）、人表皮生长因子受体 2（HER2）和 Ki67 等的表达状态。

基于病理免疫组织化学检测结果的乳腺癌分子分型

- Luminal A 型乳腺癌：ER 和（或）PR 阳性，HER2 阴性，Ki67 低表达（<14%）。

- Luminal B 型乳腺癌：ER 和（或）PR 阳性，HER2 阴性，Ki67 高表达（≥ 14%）。ER 和（或）PR 阳性，HER2 过量表达或增殖，Ki67 任何水平。

- HER2 阳性乳腺癌：ER 和 PR 缺失，HER2 过量表达或增殖。

- 三阴性乳腺癌：ER 和 PR 缺失，HER2 阴性。

乳腺癌的临床病理特征和基因分子分型与疾病的转归、患者预后以及治疗反应密切相关。当发现患乳腺癌，可通过实验室检查、辅助影像扫描和病理学诊断去帮助选择最合适的诊治手段。

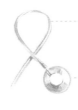

10 癌前病变不是癌

所谓癌前病变是指某种非癌的病变经过若干年后，有很大可能（概率在 10% 以上）转变为癌的病变。癌前病变不是癌，但很可能发展成癌。癌前病变发展成癌的过程，可以是一个漫长的过程，长者可达十年以上，也不排除在较短的时间内癌变。

乳腺的癌前病变，通常是指乳腺导管上皮的不典型增生，特别是中 – 重度不典型增生。这是一个不同于普通乳腺导管上皮增生的病理诊断概念，是指组织细胞形态发生异型性改变，是向癌转变的一个过渡阶段。在这一阶段进行干预治疗，属于癌的预防。

所谓乳腺原位癌，是指乳腺导管上皮细胞异常增生至癌变，局限于乳腺导管内，未突破基底膜，不会转移，不会对机体造成严重的后果。但有发展成浸润性乳腺癌的可能。

所谓浸润性乳腺癌，是指癌细胞突破基底膜，侵入间质中，不断破坏周围组织，向周围组织浸润，侵入血管、淋巴管，游走转移至机体的其他部位，在其他部位停留下来，并生长繁殖成一个新的肿瘤，这就是转移癌。

普通的乳腺增生症，只是单纯性增生，发展成癌的危险性不大，不是癌前病变，不必过分担心。

TIPS

> 乳腺癌的发生、发展、扩散、侵袭、转移的过程非常复杂，虽然在乳腺癌的研究领域已有飞速的进展，但人类还不能战胜癌症。因此，对于癌前病变高度重视、密切观察、及时治疗较为妥当，必要时，通过外科手段治疗可以达到预防癌变的目的。

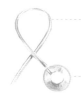

11 应知乳腺原位癌

乳房由可以泌乳的乳腺小叶、乳腺导管和被称为基质的脂肪组织组成。乳腺癌通常始发于乳腺导管或乳腺小叶，然后扩散到基质。如果乳腺癌仅仅局限于乳腺导管和乳腺小叶，未扩散至基质，被称为非浸润性乳腺癌，即乳腺原位癌。"原位"的意思就是在基质中没有异常增生的细胞，其特征是上皮细胞增生，细胞非典型性症状从轻微到明显，有发展为浸润性乳腺癌的倾向，但不是一定会进展为浸润性乳腺癌。

乳腺原位癌的分型

根据不同的组织学来源，乳腺原位癌包括以下两类：

• 小叶原位癌（LCIS）：LCIS 不被认为是一种恶性肿瘤，而是乳腺小叶中异常生长的细胞群。

• 导管原位癌（DCIS）：DCIS 是发生于乳腺导管内异常的肿瘤细胞，但尚未浸润至乳腺导管外的基质。

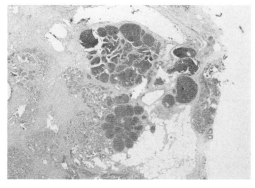

显微镜下的 LCIS

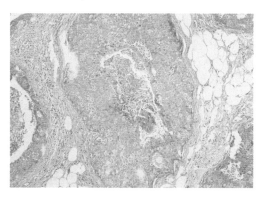

显微镜下的 DCIS

乳腺原位癌的特征

乳腺原位癌就如不典型增生一样，极少形成肿块、疼痛或其他症状。通常是在偶然的情况下发现，有时会显现在乳腺 X 线摄片中。筛查性乳腺 X 线摄片的使用日益增多，导致乳腺原位癌发现增多。DCIS 和 LCIS 的发病率一直呈上升趋势，但对于哪些患者会发生浸润性乳腺癌或这些患者可能发展的肿瘤类型知之甚少。

乳腺原位癌与乳腺不典型增生、浸润性乳腺癌密切相关。导管原位癌不只是一个显示乳房可能出现癌的信号，而是一种组织损伤，可能进一步发展成浸润性乳腺癌。小叶原位癌无明确临床表现和病理学上的大体表现，常由显微镜观察偶尔发现，在乳腺中分布呈多中心性和双侧性，是乳腺癌的高危因素。LCIS 和 DCIS 有各自特点，乳腺摄片检查和病理诊断是区别原位癌与不典型增生、浸润性乳腺癌的主要手段。

乳腺体检和乳腺 X 线摄片结合起来可用于乳腺早期病变（包括原位癌）的筛检，目前仍是金标准。

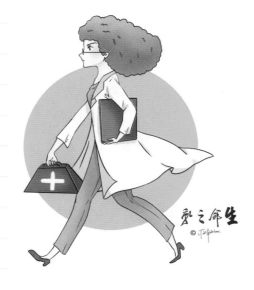

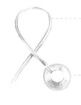

12 癌本浸润又侵袭

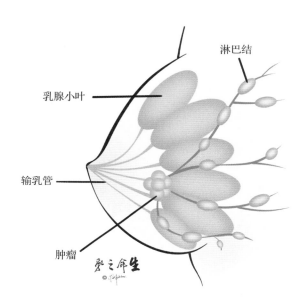

显微镜下观察到的上皮组织来源的恶性肿瘤称为癌，几乎所有乳腺恶性肿瘤来源于上皮组织，所以命名为乳腺癌。上皮细胞来源的癌是一种从身体内部器官（导管、肺或肠道）或外部器官（皮肤）上皮发展而来的肿瘤。乳腺上皮细胞来源的癌可始发于乳腺导管或乳腺小叶内膜，是乳腺癌的原发部位；当癌细胞突破基底膜，开始扩散至邻近组织的癌不同于乳腺原位癌，被称为浸润性乳腺癌。

正常乳腺导管或小叶细胞由细胞膜、细胞质和细胞核组成。细胞核是细胞的控制中心，核内含有特殊的分子结构，称为染色体，染色体携带细胞编码基因，基因支配生命的基本构造和功能，是决定生命健康的内在因素，生物的生老病死等生命现象都与基因有关。如果基因发生异常改变，称为突变。基因突变即导致正常乳腺细胞受损，可能转变为癌细胞。

正常细胞在衰老受损的时候会死亡，而癌细胞是异常无序生长，在衰老受损时不会立即死亡，久而久之，癌细胞形成肿块，称为原发性肿瘤（如乳腺原位癌和 0 期乳腺癌）。原发性肿瘤穿过乳腺小叶或乳腺导管壁，扩散到组织间质间隙以及淋巴管、血管等呈蔓延性生长，称为"浸润性乳腺癌"（如Ⅰ期和Ⅱ期乳腺癌）。癌细胞还会脱离原发性肿瘤，转移至乳腺以外的淋巴结和机体的其他部位，形成继发性肿瘤（如Ⅲ期和Ⅳ期乳腺癌）。乳腺癌细胞就是通过基质血管或淋巴管扩散侵袭到身体其他器官中的。

75%~80%的乳腺癌是浸润性乳腺癌，大部分浸润性乳腺癌发生于输乳管，称为浸润性导管癌；小部分浸润性乳腺癌发生于小叶，称为浸润性小叶癌；其余为少见的浸润性乳腺癌类型。

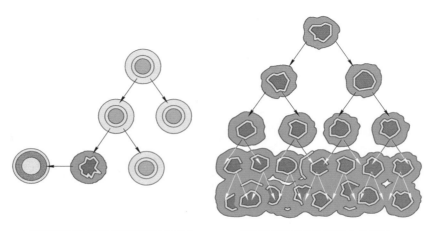

正常细胞发生无法修复损伤时会死亡　　　　癌细胞不受控制而持续生长复制

TIPS

> 浸润性乳腺癌的分类：
> * 浸润性导管癌：约占 80%。
> * 浸润性小叶癌：约占 10%。
> * 其他：炎性乳腺癌、管状癌、硬癌、髓样癌、乳头状癌、筛状癌、黏液状癌、腺样囊性癌。

乳腺癌"发生"于乳房，"传播"到淋巴结，"感染"人体的各个器官，是个侵略者。

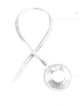

13 癌症转移寻规律

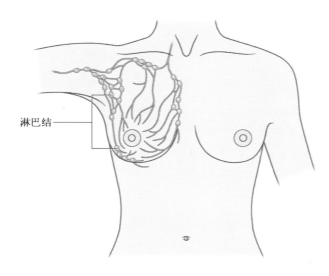

淋巴结

乳腺癌会通过淋巴液扩散和转移

淋巴液扩散是乳腺癌的主要转移途径。

淋巴液是一种无色透明的液体，为细胞提供水分和营养，内含可以抵抗细菌的白细胞。淋巴结负责过滤淋巴液，并清除细菌。乳房里的大部分淋巴液会回流至经腋窝的腋窝淋巴结。癌细胞一旦转移至腋窝淋巴结，就会大量增殖，形成淋巴结转移性癌。癌细胞在淋巴液中继续迁移，进一步到达锁骨下淋巴结、锁骨上淋巴结、内乳淋巴结、对侧腋窝淋巴结等。

乳腺癌也会通过血管浸润和血液转移

血液是生命活动的源泉，血液流动将营养物质和氧输送至全身，并将代谢产物和二氧化碳运送至肺、肝、肾、肠等器官以排出体外。由于癌症的营养血管丰富，可发生血管浸润，其中以小静脉和毛细血管浸润最为常见，有时癌在血管壁上生长，充满血管，成为血管癌栓，后者逐渐增大，不断增生，甚至脱落，导致癌细胞随血液的流动而转移；也有的癌细胞经淋巴管再入血管转移。乳腺癌血液转移最常见的是累及肺、胸膜和骨。

乳腺癌很少会种植性转移

乳腺癌种植性转移极少数情况发生在外科手术时，即通过粘有癌细胞的手术器械和乳胶手套引起肿瘤播散，所以要求外科医生必须严格遵循无瘤手术操作的原则。

TIPS

> 乳腺癌转移的途径：
> - 癌细胞侵入周围间质间隙、局部淋巴管、血管。
> - 癌细胞沿管道被带到其他部位。
> - 在新的部位肿瘤细胞继续繁殖增生，形成与乳腺癌同类的癌症，即转移肿瘤。

乳腺癌的威胁性同于其他癌症，在于致命的转移性。

影响乳腺癌转移的因素很多，包括乳腺癌细胞本身的特性、局部免疫因素、局部血管形成情况、生化环境、结构功能以及全身免疫状态等。

血液转移是乳腺癌主要的死亡原因，因为癌症造成重要器官的功能衰竭进而威胁生命。

在被新确诊的乳腺癌患者中，约30%的患者已发生转移。

临床上，淋巴结转移的数量和范围常常被作为判断预后的重要指标，同时也是各种治疗选择的参考依据。

探寻乳腺癌转移的规律，对于采取合理的治疗措施有很大的意义。

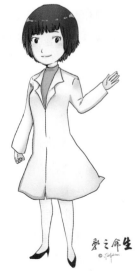

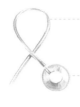

14 孰早孰晚看分期

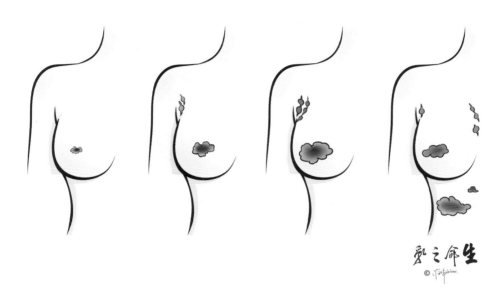

　　癌症分期是研究者根据癌症对身体的影响程度而提出的评估系统，它通常可以帮助医生制订针对癌症的治疗方案，也可以预测癌症对治疗的反应，以及癌症患者的生存期。

乳腺癌分期的依据

- 癌症的病理类型，乳腺原位癌或浸润性乳腺癌。

- 癌症的大小。

- 癌症是否传播到淋巴结。

- 癌症是否扩散到身体的其他部位。

TIPS

确诊乳腺癌后就需明确乳腺癌的分期，判断是早期还是晚期，根据分期制订治疗方案和预判生存时间。乳腺癌分期是决定乳腺癌患者生存期的最重要因素，除此以外，还有患者的年龄、肿瘤的类型、治疗效果、积极的心态等。

乳腺癌的分类方法

被公认的癌症分期系统是由国际抗癌联盟（International Union Against Cancer）提出，美国癌症联合委员会（American Joint Committee on Cancer）也有同样的定义分类。乳腺癌分期通常采用 Roman Numeral 分期和 TNM 分期。

Roman Numeral 分期将乳腺癌分为五期：0、Ⅰ、Ⅱ、Ⅲ和Ⅳ期（其中Ⅰ、Ⅱ、Ⅲ期又进一步分为 A、B、C 亚期）。0 期是非浸润性乳腺癌，Ⅰ期是癌细胞局限在乳房的早期浸润性乳腺癌，而Ⅳ期是癌细胞已扩散至人体其他部位（如肺、肝、脑、骨等）的晚期浸润性乳腺癌。由 0 期到Ⅳ期，乳腺癌分期越高，病情越严重，可能预后越差。癌症分期一般会考虑肿瘤大小、是否已经侵犯到邻近的器官、有多少癌细胞扩散到邻近区域的淋巴结（如果已经开始扩散到淋巴结），以及是否出现在机体的远处部位（远处转移）。

TNM 分期就是将肿瘤（tumor）大小、侵犯邻近淋巴结（node）的程度和是否有远处转移（metastasis）三者结合的分期系统。

Roman Numeral 分期的解释让患者能形象化地理解罹患的乳腺癌的早晚；而 TNM 分期系统却不是那么精确明晰，它并未将肿瘤的分子生物学性质和淋巴结并不是主要的肿瘤扩散的途径等事实纳入分期系统。

乳腺癌分期也是可以改变的，未治疗前的临床分期，在经过药物治疗或手术治疗后，肿瘤大小和邻近淋巴结的改变，使分期也随着改变。比如乳腺癌术前化学治疗使肿瘤缩小，原先高的分期就会变为低的分期，称为降期；又如乳腺癌经外科手术后，未知是否转移的邻近乳房的腋下淋巴结病理判定为有癌细胞转移，临床分期会被病理分期取代，这是病理的 TNM 分期（pTNM 分期）。

乳腺癌分子病理学的发展成就了基于病理免疫组织化学检测结果的乳腺癌分子分型，但尚未发展出以生物分子标记为依据，更正确反映肿瘤行为的生物分期系统。

对于医生来说，依据癌症的病理分期和生物分子分型制订后续的治疗方案和预判患者预后更有说服力。

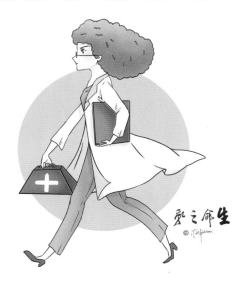

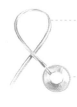

15 癌症分期三要素

涉及乳腺癌的分期检查方法可帮助医生了解乳腺癌患者肿瘤的大小、是否侵犯淋巴结、是否有身体的其他部位转移、乳腺癌属于何种病理类型和分子生物学分型。

乳腺癌分期的检查方法

- 手诊和体检：了解肿瘤大小、邻近淋巴结有否肿大、同侧手臂有否肿胀等。

- 血液检查：了解全身的器官功能情况、乳腺癌肿瘤相关抗原的表达是否异常等。

- 乳腺钼靶 X 线摄影和超声检查：了解肿瘤和邻近淋巴结的影像表现。

- 肿块和腋淋巴结活检：采用细针或粗针穿刺手术、肿块切除手术采取肿瘤标本做病理诊断。

- 计算机体层摄影（CT）扫描：了解乳腺癌有否转移至肺部或肝脏。

- 磁共振成像（MRI）：了解双侧乳房除了原发肿瘤以外是否有其他病灶（无论良性或恶性病灶）、脑部是否有癌转移。

- 骨扫描：了解乳腺癌细胞是否扩散到骨组织。

- 正电子发射体层仪（PET）扫描：更清晰、准确地判定肿瘤是否转移，以及转移的远处组织和器官。

通过以上几项或全部项目的检查，乳腺癌是早是晚基本可以评估，也就是可以明确分期。医生一般会按国际 TNM 分期方法向患者描述，T 代表肿瘤、N 代表淋巴结、M 代表远处转移，这是 TNM 分期的三要素。

国际抗癌协会分期法

分期	分期标准
T_0	原发癌未查出
T_{is}	原位癌（非浸润性癌及未查到肿块的乳头湿疹样乳腺癌）
T_1	癌长径小于或等于 2 厘米
T_2	癌长径大于 2 厘米，但小于或等于 5 厘米
T_3	癌瘤长径大于 5 厘米
T_4	癌瘤大小不计，但原发病灶侵及皮肤或胸壁（肋骨、肋间肌、前锯肌），炎性乳腺癌属 T_4
N_0	同侧腋窝无肿大淋巴结
N_1	同侧腋窝有肿大淋巴结，尚可推动
N_2	同侧腋窝肿大淋巴结彼此融合，或与周围组织粘连；或临床发现内乳淋巴结转移而没有腋窝淋巴结转移的证据
N_3	并有同侧内乳淋巴结转移，有同侧锁骨下或上淋巴结转移
M_0	无远处转移
M_1	有远处转移

根据以上 TNM 三要素标准，可把乳腺癌分为以下 5 期：

- 0 期：$T_{is}N_0M_0$
- Ⅰ 期：$T_1N_0M_0$
- Ⅱ 期：$T_{0-1}N_1M_0$ $T_2N_{0-1}M_0$ $T_3N_0M_0$
- Ⅲ 期：$T_{0-2}N_2M$ $T_3N_{1-2}M_0$ T_4 任何 NM_0 任何 TN_3M
- Ⅳ 期：包括 M_1 的任何 T 任何 N

　　乳腺癌分期三要素是乳腺癌预后的重要因素。乳腺癌原发肿瘤的范围、区域性淋巴结转移的状况以及是否有远处转移对其预后有直接影响。肿块越大，乳腺癌患者生存率越低。淋巴结的转移与否及转移的数目也是乳腺癌预后的重要指标，腋淋巴结无转移的患者 10 年无病生存期可达 80% 以上，无病生存率随着淋巴结数目的增加而降低。

　　请相信，不论乳腺癌是在哪个分期，总能找到合适的治疗方法。

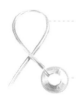

16 分期分类明方向

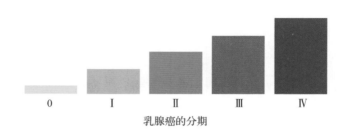

0   I   II   III   IV

乳腺癌的分期

很多女性患者刚被确诊乳腺癌时，往往感到不知所措，对于未来充满了不确定性。在她们看来，乳腺癌和大多数其他癌症一样，是不治之症。而事实上，乳腺癌并非如此难以捉摸，有一部分乳腺癌患者通过积极治疗，完全可以治愈。

乳腺癌并非不治之症。

早前乳腺癌的治疗以手术为主，而随着医学的发展，化学治疗、放射治疗、生物靶向治疗等辅助治疗手段也获得不断完善，与手术治疗共同形成了系统、规范的多学科治疗方案。规范治疗、不盲目治疗、准确的分期和分类是治疗前十分重要的一步，直接关系到治疗方案的选择和预后。

乳腺癌的分期治疗原则

乳腺癌分期是基于临床和病理诊断来描述乳腺癌发展的一种诊断方法，通过分期可明确乳腺癌发展至哪个阶段。

• 0期：属于非浸润性乳腺癌，也就是原位癌。一般通过外科手术和内分泌治疗，如果行保乳手术则需要联合放射治疗。

• I～II期：被认为是早期浸润性乳腺癌，肿瘤较小，没有腋淋巴结转移和远处转移。可通过外科手术和后续的化学治疗，以及有选择性的放射治疗、靶向治疗和内分泌治疗。

• III期：肿瘤较大，局部扩散，往往有腋淋巴结转移。除了先期手术以外，提倡术前新辅助治疗，就是通过术前化学治疗、内分泌治疗或靶向治疗以达到缩小肿瘤的目的，再行根治性手术治疗，术后有选择性的化学治疗、靶向治疗、放射治疗和内分泌治疗。

· Ⅳ期：除了局部浸润扩散，已经发生远处转移。手术切除并不能根治癌症，采用辅助的化学治疗、放射治疗、靶向治疗、内分泌治疗等综合治疗以提高患者生存质量和延长生存期。对治疗反应较好的患者，可选择手术治疗。

乳腺癌的分类治疗选择

有选择性的化学治疗、靶向治疗、内分泌治疗是基于分子生物学基础的乳腺癌分型，不同分类的乳腺癌，各是什么分子分型？要选择何种治疗方式？

· 雌激素受体（ER）、孕酮受体（PR）阳性的乳腺癌被统称为 Luminal 型乳腺癌，此类乳腺癌相对较为温和，其中 Luminal A 型乳腺癌主要以内分泌治疗为主，而 Luminal B 型乳腺癌则需要根据具体亚型考虑多种辅助手段相互结合的治疗方案。

· 人表皮生长因子受体 2（HER2）过度表达的乳腺癌被称为 HER2 阳性乳腺癌，此类乳腺癌凶险程度较高，易转移复发，HER2 阳性乳腺癌需要接受抗 HER2 靶向治疗。研究证明，早期 HER2 阳性乳腺癌患者进行 1 年曲妥珠单抗辅助治疗，可使 10 年无病生存率提升至 73.7% 左右。

· ER、PR、HER2 都为阴性的乳腺癌是三阴性乳腺癌，此类乳腺癌预后相对较差。三阴性乳腺癌目前尚无针对性的治疗方法，仍以化学治疗为主。晚期三阴乳腺癌推荐基因检测分析，寻找免疫治疗靶点。

· 女性已经能够骄傲地宣称生命掌握在自己的手中。乳腺癌也不例外，它并不是失控的恶魔，依据乳腺癌分期的早晚、分类的不同，通过科学、循证、精准的个体化治疗，乳腺癌是可以战胜的，女性完全可以获得生命的主导权。

· 现代医学可对乳腺癌进行较为清晰的分期和分型，从而为不同类型乳腺癌的个体化治疗和预后指明了方向。

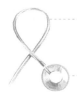

17 同谓肿块各不同

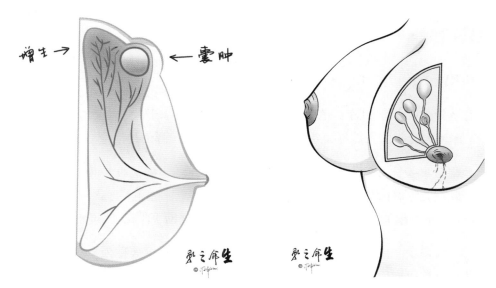

有的乳腺疾病也会出现乳房肿块、疼痛、乳头内陷、乳头溢液等和乳腺癌相类似的症状。如果发现这些相似的症状，在难以区分的情况下，就需要格外关注，并详细检查，明确诊断。

乳腺疾病

20~40 岁女性的激素分泌活跃，容易发生激素紊乱。这样会出现肿块、囊肿、乳房疼痛肿胀、肩酸、头疼等各种症状。

一般来说在月经前症状表现强烈，月经结束后症状减弱。疼痛的出现和缓解与月经周期有关者通常为乳腺增生症，也称为乳腺病。

乳腺病并不需要特别治疗，但它与乳腺癌并存的可能性不能说没有。在乳房发硬、肿胀的情况下，乳腺中如果有癌细胞，很难通过触诊发现，要接受乳腺辅助检查。

乳腺纤维腺瘤

乳房良性肿瘤中最常见的就是纤维腺瘤。多发于 20~40 岁，绝经后女性少见。肿块是光滑圆形的，边界清楚，可以推动。这种肿瘤不会转化成癌，可以随访。如果肿块较大，可选择通过手术摘除。

乳腺叶状肿瘤

肿块与纤维腺瘤相似，发现时多数肿块增大。可分为良性叶状肿瘤和交界性叶状肿瘤，还有一部分可发展为恶性叶状肿瘤。良性或交界性叶状肿瘤，一般只需通过手术清除；恶性叶状肿瘤，除了手术切除，还需密切随访，因其有复发的可能。

乳腺炎

哺乳期，乳汁淤积于乳腺而造成的乳腺炎症，叫做"淤积性乳腺炎"。如果进一步从乳头侵入引起感染，就变成了"化脓性乳腺炎"，表现为乳房肿胀，有痛热感，体温升高。淤积性乳腺炎通过乳房按摩排出淤积的乳汁就可痊愈；而化脓性乳腺炎需通过消炎药、抗生素治疗。

非哺乳期，由于乳头凹陷、免疫力低下等情况而发生感染会形成"乳晕下慢性炎症和炎性窦道"。

乳管内乳头状瘤

乳管内长出息肉样的病变组织，称为"乳管内乳头状瘤"。可见乳头分泌黄色或血性的液体，90% 的血性溢液由乳腺导管内良性病变造成，只有 10% 的血性溢液是由乳腺导管内恶性病变引起的。通过乳管镜检查和局部手术切除病变组织经病理诊断才可以鉴别。

其他

沿乳房侧缘出现条索状硬结，称为胸壁浅表血栓性静脉炎，这是皮下淋巴管及静脉的炎症，而非乳腺内肿块。一般 4~6 周时会自然痊愈。

当在乳房发现一个肿块，这类肿块 90% 的可能不是癌性肿块，一般为非癌性，仅是增生性的。

乳房疼痛也不是乳腺癌的常见症状。

乳头内陷可以是感染、先天或老化、癌症的结果。

大多数乳头溢液并不严重，可能仅是一种乳腺导管内的病变。

乳腺良性病变与乳腺癌危险性显著上升无关。

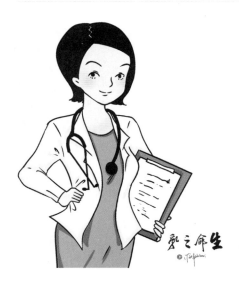

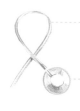

18 激素关联乳腺癌

  乳房不仅是女性性征的重要标志之一，同时也是女性形体柔美和健美的体现。乳腺的结构和功能类似腺体。乳房自胚期开始发育，经历胚胎期、幼儿期、青春期、妊娠期、哺乳期和老年期的变化，并依靠卵巢激素对其进行调节。卵巢分泌的雌激素是乳腺发育所需的基本激素，各时期的乳腺改变（饱满和松弛，增生和哺乳）都是在激素的影响下完成的，即随着卵巢的周期变化而发生相应的变化。

激素与乳腺癌

  正常女性体内的雌激素、孕激素水平随月经周期波动。乳腺组织受月经周期的波动影响而发生周而复始的增生与复旧的变化。在乳腺癌的发生和发展中，雌激素起着至关重要的作用。

  • 研究发现，雌激素必须通过雌激素受体才能对乳腺发挥作用。乳腺癌患者（绝经前约 60%，绝经后约 80%）为雌激素受体阳性，针对雌激素受体阳性乳腺癌的内分泌治疗日益成熟和卓越。

  • 口服避孕药含有与乳腺癌关联的性激素成分。没有证据证明口服避孕药是乳腺癌的危险因素，但是，有良性乳腺病史的人群在 45~60 岁乳腺癌发病高峰年龄，或年龄小于 20 岁，或首次妊娠前使用避孕药的女性，患乳腺癌的风险可能会增加 1~5 倍。

  • 通过补充雌激素和孕激素以缓解更年期症状的替代治疗，是否增加乳腺癌风险还存在争议。多数研究结论倾向于，长期、大剂量联合使用雌激素和孕激素（10 年以上），或年龄大于 60 岁使用者，可能会增加患乳腺癌的危险性。

  • 女性喝酒会增加激素的分泌，使体内雌激素浓度提高而增加患乳腺癌危险。没有研究可以精确指出到底喝多少酒会增加患癌危险。

  在高水平雌激素的持续作用下，乳腺细胞异常增生，可发展为乳腺癌。

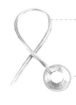

19 哺乳远离乳腺癌

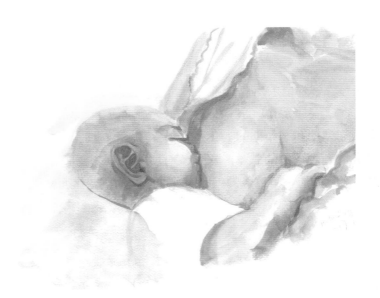

卵巢分泌的雌激素既是乳腺发育所需的基本激素，也是乳房增生和肿瘤发生的刺激因子。正常情况下，体内的雌激素、孕激素和催乳素会维持在一定的水平。否则，内分泌紊乱的女性可能患上性器官（包括子宫、卵巢和乳房）相关的疾病。

乳房的生理功能主要体现在以下三个方面：哺乳、第二性征和参与性活动。

有研究显示，雌酮和雌二醇的异常增加与雌三醇的缺乏是乳腺癌的发病原因之一。而男性几乎很少有乳腺肿瘤疾病的发生，患病概率为女性的1%，这与男性乳房未发育和无卵巢有关。

乳腺的最大贡献是哺育生命。哺乳是女性特有的生理功能，乳汁的分泌是激素支持下的生理活动。

已经生育却未哺乳，或哺乳时间短，或只用一侧乳房哺乳，或哺乳中发生乳腺炎，都有可能对乳腺产生不良反应，也同时影响卵巢，严重者可能导致卵巢早衰。因此，女性生育后正确哺乳，并保持乳腺的通畅，不仅可以预防乳腺癌，还顺应了人体生理需要，不致影响卵巢的功能。

TIPS

> 怀孕后的女性：在胎盘激素的作用下，垂体就会开始分泌大量的催乳素，有效促进乳腺发育，为哺乳做好充足准备。这时体内雌激素、孕激素含量较多，能够抑制乳腺分泌，所以女性怀孕时一般不分泌乳汁。

> 分娩后的女性：随着胎盘排出，体内的雌激素和孕激素水平下降，催乳素发挥启动和维持泌乳作用，这个时期女性就分泌乳汁哺育婴儿。

与未哺乳的女性相比，每个孩子哺乳超过 6 个月以上，可使患乳腺癌的风险降低 5%；哺乳期 2 年以上的女性患乳腺癌的概率降低 1/3，还可预防卵巢肿瘤、缺铁性贫血、尿路感染、骨质疏松等与女性激素相关的疾病。

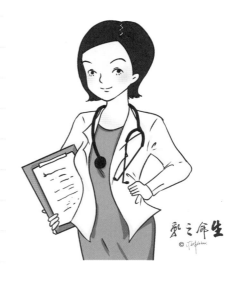

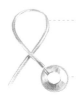

20 互见互参利与弊

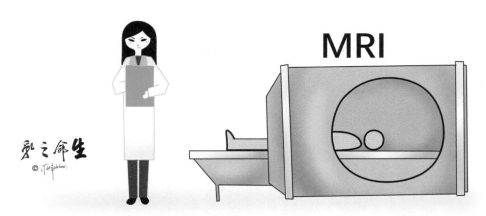

80% 的 Ⅰ～Ⅱ 期乳腺癌患者以乳腺肿块首诊。问诊时，医生对乳房视诊和触诊，检查是否有乳腺癌体征。视诊主要观察乳腺的大小、形状、是否对称和皮肤表面有否凹陷和改变；触诊主要感知肿块大小、质地、边缘、活动度、是否有乳头溢液和腋下淋巴结肿大。

典型的乳腺癌体征包括：乳腺肿块、乳头溢液、乳房皮肤改变、乳头及乳晕异常、腋窝淋巴结肿大。

乳腺癌的影像学检查方法

20% 的早期乳腺癌往往不具备典型的症状和体征，常常通过体检或乳腺癌筛查发现。乳腺体检通过视诊和触诊，乳腺癌筛查通过影像学检查方法，主要包括乳腺超声、乳腺钼靶 X 线摄影和乳腺磁共振成像（MRI）等。不同影像学检查方法各有利弊，分别在临床辅助诊断中发挥着不同的作用。

• 乳腺超声：检查方便，无疼痛，无辐射，能够清楚地显示乳腺各层软组织以及肿块的形态和内部结构，区分囊性和实质性病变有优势。新的超声技术（如多普勒血流显像、超声弹性影像等），在鉴别乳房良、恶性病变中准确率更高，但对于一些早期病灶和钙化病灶往往无法检出。

● 钼靶 X 线摄影：可以发现超声无法发现的乳腺钙化病灶，甚至是微小钙化灶。二维成像可帮助定位诊断，重复性好，是乳腺疾病筛查的重要检查方法。但对乳腺腺体致密的肿块成像不理想，且有少量辐射影响。

● MRI：MRI 对于处于平均风险的女性来说是一种有用的补充筛查手段，尤其对于乳腺组织致密的女性，MRI 比乳腺超声和钼靶 X 线摄影的灵敏性更好。MRI 是无辐射的乳腺摄影方法，优点是可以发现乳腺内的微小病灶及多发病灶，同时可以反映乳腺疾病血流动力学改变的情况。研究表明，MRI 筛查可改善所有女性乳腺癌的早期诊断，而不仅仅对高风险女性有益。但也存在磁共振设备不够普及、检查费用较高、检查预约时间和检查时间较长等缺点。目前，乳腺癌诊治指南推荐具有强烈家族史或其他特定乳腺癌危险因素的女性保留乳腺 MRI 筛查。

TIPS

> 临床实践中，应综合评估选择哪种影像学检查方法，或联合使用，为的是提高乳腺癌诊断的敏感性和特异性。

> 除了常用的筛查方法，乳腺癌的影像学检查技术层出不穷，如乳管镜检查、X 线引导下立体定位乳腺穿刺系统、乳腺正电子发射体层仪（PET）检查等，需综合考虑患者特点，掌握各种检查技术的利与弊，适应证和禁忌证，为的是更精确地诊断，指导临床治疗。

由于乳腺癌仍然是导致女性癌症死亡的主要原因，我们有充分的理由去进行筛查手段的研究，研究利弊，找到更好、更有效的乳腺癌影像检查手段。

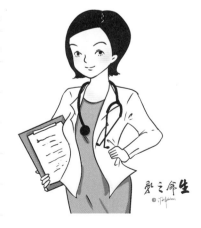

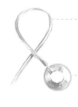

21 针吸病变明诊断

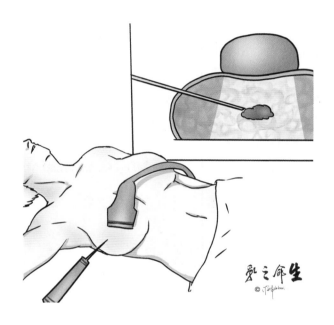

术前活检

如果影像学检查评级结果为 BIRADS 4~5 级、BIRADS 3 级伴有临床上可疑病灶、高危因素或主观意愿强烈者，需接受术前活检。乳腺经皮穿刺活检已经逐渐代替开放手术活检，成为影像学发现病灶的首选活检方法。活检方法包括细胞学检查和组织学检查。

• 细胞学检查就是采集病灶细胞，以鉴别是否为癌细胞。有三种检查手段：①用细针穿刺抽取细胞的"细针穿刺吸引细胞学检查"。②乳头有分泌物时做"分泌液细胞学检查"。③乳头发生糜烂时做"擦拭法细胞学检查"。

• 经过细胞学检查后仍无法判断乳腺病灶良恶性时，或怀疑乳腺癌，此时需进一步做组织学检查（活检）。无论采用何种引导技术定位，一般都采用粗针穿刺，切取组织进行检查。粗针可采集比细针活检更多的病变组织，伤口不大，只有 5 毫米大小。

活检穿刺方法

通过穿刺方法获取细胞或组织来进行乳腺病变检查，比通过手术切取乳腺变异组织活检更微创，皮肤表面几乎无瘢痕，可以捕捉到微小钙化和乳腺结构异常的病变。如果发现癌细胞，明确诊断后，使用病理诊断信息给予患者后续的治疗意见，是一种极好的微创手段。

细针穿刺和粗针穿刺主要的区别在于两者的创伤大小和操作的难易程度，根据患者的具体情况选择不同的引导方式和穿刺方式。

活检的引导和穿刺方式

不同引导方式	不同穿刺方式
X 线影像引导下的乳腺穿刺活检	细针穿刺：细针注射器取液或细胞群
超声影像引导下的乳腺穿刺活检	自动弹射针芯活检装置：移动针槽和针套前进，切割组织并保持在槽内，重复 3~6 次
MRI 影像引导下的乳腺穿刺活检	真空辅助装置：通过压力并旋转抽取乳腺组织进入针孔取样盒，从病变组织中收集样本组织，一般取 5~10 个样本

TIPS

> 针对乳头分泌物异常，使用超细光纤乳管内镜探入乳管观察内部，可以检查到乳管内细小的异常病变，也是一种乳腺的微创检查，也可以获取病变组织做细胞学或组织学检查。

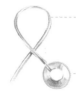

22 关注"三阴"乳腺癌

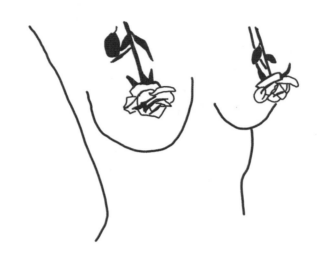

乳腺癌是一种异质性疾病，也就是说，并不是所有乳腺癌都是千篇一律的。研究表明，在所有类型的乳腺癌患者中，一部分乳腺癌的激素受体和 HER2 都呈阴性，这意味着它们是"三阴"，即是三阴性的，约有 15% 为三阴性乳腺癌患者。什么是三阴性乳腺癌？要理解三阴性乳腺癌，先要理解受体，受体是细胞内部和表面发现的蛋白质。这些受体蛋白质是细胞的"眼睛"和"耳朵"，从血液中的物质接收信息，然后告诉细胞做什么。

什么是三阴性乳腺癌

三阴性乳腺癌就是指乳腺癌细胞雌激素受体（ER）、孕酮受体（PR）和人表皮生长因子受体 2（HER2）表达均为阴性。一些年轻女性和有遗传性 *BRCA*1/2 基因突变的女性乳腺癌患者更常见这种类型的乳腺癌。大多数三阴性乳腺癌属于基底样细胞型乳腺癌。基底细胞型乳腺癌可以与家族史相关联，也可以在没有任何明显遗传倾向的情况下发生，属于高级别的癌症，它比其他类型的乳腺癌更具"侵略"性。

三阴性乳腺癌患者无论肿块大小、淋巴结转移状态、分期、化学治疗与否，较非三阴性乳腺癌均更易出现早期复发和局部远处转移，治疗效果欠佳，无病生存率和总生存率较低，预后较差。复发高峰往往出现于罹患乳腺癌的最初 3 年，故患者的死亡风险也高于非三阴性乳腺癌。如果三阴性乳腺癌患者生存期已在 5 年以上，总生存率与非三阴性乳腺癌患者无明显差异。

TIPS

> 加拿大的一项研究发现，患有三阴性乳腺癌的女性乳腺癌复发的风险较高，但仅在前 3 年，三阴性乳腺癌的 5 年生存率也往往较低。
> 2007 年对超过 5 万名女性患有乳腺癌各阶段的研究发现，77% 的三阴性乳腺癌患者至少存活 5 年，而其他类型乳腺癌患者中有 93% 存活。
> 2007 年发表的一项对 1 600 多名女性进行的研究发现，患有三阴性乳腺癌的女性在诊断后的 5 年内死亡的风险较高，但在此期限后没有发生。

三阴性乳腺癌的治疗

这种特别难以治愈的乳腺癌类型，由于激素不支持其生长，所以癌症不太可能对激素疗法产生反应，包括他莫昔芬（Tamoxifen）、阿那曲唑（Arimidex）、依西美坦（Aromasin）、来曲唑（Femara）和氟维司群（Faslodex）。三阴性乳腺癌也不太可能对 HER2 靶向的药物产生反应，如赫赛汀（曲妥珠单抗）或泰克（拉帕替尼）。由于缺乏 ER、PR 和 HER2 表达，相对副作用较小的内分泌治疗和针对性更强的靶向治疗，有较多副作用的化学治疗仍是唯一的药物治疗选择。同时，三阴性乳腺癌还可以通过放射治疗和新的治疗方法来治疗，例如多聚 ADP－核糖聚合酶（PARP）抑制剂治疗三阴性乳腺癌就是一项非常热门的研究。

寻找毒性较小的有效治疗方法是三阴性乳腺癌的研究热点。

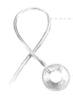

23 鉴别炎性乳腺癌

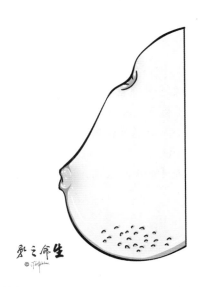

炎性乳腺癌（IBC）是极少见的。所谓炎性乳腺癌是指组织在癌的侵袭下所表现的反应，该反应过程在血管、神经、体液等参与下，局部出现一系列变化，类似于急性炎症反应的局部红、肿、热、痛，以及功能障碍的表现。所以炎性乳腺癌容易被漏诊和误诊为急慢性乳腺炎。

炎性乳腺癌和急慢性乳腺炎是完全不同的两种疾病，由于两者有一定的相似性，需要加以鉴别（可参考下表）。

炎性乳腺癌是一种罕见、快速增长的肿瘤，在所有乳腺癌中侵袭性最强，预后最差。其发病人数占所有乳腺癌的 1%~5%，而致死人数占乳腺癌致死人数的 10%。其主要临床表现为广泛的乳腺红肿，常累及整个乳腺，疼痛亦很明显，通常没有明显的肿块，乳腺皮肤变厚、变红（像橘子皮），会感到发热、起小疙瘩（像皮疹），并有很高的概率向机体其他部位播散。

一旦被诊断为炎性乳腺癌，TNM 分期就被划分为 T_{4b} 期，而没有转移的炎性乳腺癌也被划分为 III B 期。从分期看，炎性乳腺癌相比于其他类型乳腺癌，是恶性程度更高和发展更快的乳腺癌。

鉴别炎性乳腺癌和急慢性乳腺炎

类别	炎性乳腺癌	急慢性乳腺炎
性质	恶性乳腺肿瘤	良性乳腺炎症
病程	病情复杂，不化脓，可延及同侧乳腺以外的颈部及手臂，甚至可侵及对侧乳腺和远处脏器，预后差	病程短，可在短期内化脓，也可反复迁延，预后尚好
全身表现	无明显全身炎症反应，若伴有发热，则为低热或中等热	寒战，高热，浑身乏力。急性期可有发热，慢性期一般无全身症状
皮肤表现	乳腺皮肤改变广泛，往往累及整个乳腺，颜色为暗红或紫红色，皮呈"橘皮样"水肿改变	乳腺皮肤红肿局限，亦可较广泛，颜色为鲜红，呈一般的凹陷性水肿
腋淋巴结情况	腋下淋巴结肿大而质硬，与皮肤及周围组织粘连，推之不动	腋下淋巴结肿大但相对柔软，与周围组织无粘连，推之活动
病理所见	在显微镜下可见癌细胞弥漫，乳腺和乳腺淋巴管内充满大量癌细胞	在显微镜下未见癌细胞，可见大量炎症细胞
治疗方法	抗感染治疗无效，需抗癌治疗	抗感染治疗有效

炎性乳腺癌和急性乳腺炎在初期比较难鉴别，因此初期出现乳腺红、肿、热、痛的患者应及早就诊，及时明确诊断和接受系统治疗，以免延误病情。

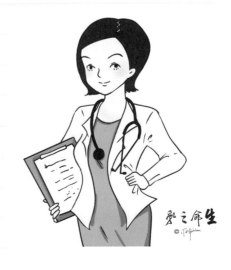

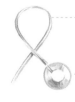

24 须眉须知乳腺癌

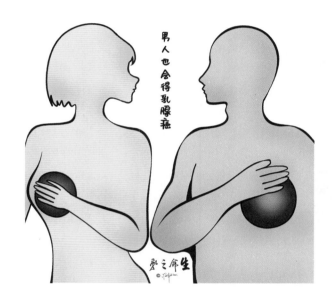

乳腺癌并不是女性的专利，男性也有一定的发生概率，只是这样的概率很小，占乳腺癌发病总数的 1%，不过近年来发生率也在增加。

须眉男子，胸部平坦，大多数处于不发育状态，只有乳头和少量的乳腺导管和脂肪组织，没有腺泡。正常男性体内雌激素水平很低，没有乳腺癌生根萌芽的"土壤"，但多种因素会导致男性体内雌激素水平增高或失衡，从而催生乳腺癌。如果发现肿瘤，癌细胞也许在较短的时间内侵入胸壁、腋下淋巴结以及身体的其他器官。

男性乳腺癌患者发病，主要风险在于过度饮酒、服用某些含雌激素类药物、睾丸功能障碍及不良生活习惯（包括常食垃圾和高热量食品等）。研究表明，爱喝酒的男性乳腺发育的概率要比常人高 15%。睾丸功能障碍和服用含雌激素类药物，也会导致男性体内雌激素水平过高，使乳房发育。人体内过多的脂肪很容易转化为雌激素，从而刺激乳腺组织，导致病变，而肝脏承担着男性体内雌激素的分解和排泄任务，长期过量饮酒，酒精很容易使肝脏代谢功能受损，肝功能损伤会影响男性体内雄激素活性，增加雌激素活性，此消彼长的结果就是引起男性乳房发育，加大罹患乳腺癌的风险。此外，*BRCA* 基因突变、放射线照射也是男性乳腺癌的危险因素。

尽管男、女性乳腺癌在某些生物学机制上相似，但男性乳腺癌有不同特征。一般认为，男性患乳腺癌后，癌细胞的扩散会比女性乳腺癌更快。一旦发生，相对要严重些。近期《新英格兰医学杂志》刊发了美国德州大学 MD 安德森癌症中心 Giordano 博士的综述报道，针对 1 483 名男性乳腺癌样本的病理学评估，结果显示大多数男性乳腺癌属于浸润性导管癌，99% 的肿瘤雌激素受体呈阳性；82% 孕激素受体呈阳性；97% 雄激素受体呈阳性；只有 9% 是 HER2 阳性。

由于没有男性乳腺癌随机试验，治疗方法多是从女性乳腺癌临床治疗中推演而来。对新确诊的患者可以给予保乳治疗（即乳房肿瘤切除术和全乳房照射）、男性乳房切除术或根治术（常采用腋窝淋巴结清扫术或前哨淋巴结活检术）。保乳手术不常见。根据女性乳腺癌临床治疗指南，为降低复发风险，男性患者也需要辅助化学治疗和抗 HER2 靶向治疗。基于多数男性乳腺癌是激素受体阳性乳腺癌，内分泌治疗也是重要和有效的治疗方案。目前治疗男性转移性乳腺癌的内分泌疗法包括他莫昔芬、芳香酶抑制剂和氟维司群等药物，首选芳香酶抑制剂加 GnRH 类似物治疗方案。美国国家综合癌症网络（NCCN）指南建议男性采用与绝经后妇女相同的治疗方法。

男性如何远离乳腺癌的伤害？方法也很简单。一是警惕激素紊乱，二是加强防范意识，三是规范诊断治疗。

TIPS

> 男性对乳腺癌的防范意识差，很多男性患者发现乳腺癌时分期较晚。因此，男性也要加强局部自检，如果发现乳晕区域有质地变硬、边界不清、活动度差的肿块，或者胸部皮肤凹陷不平，伴有乳头溢液、乳头回缩、胸部胀痛等症状时，要引起重视，及时到专科门诊就诊，它需要与常见的男性乳房发育症鉴别。切莫因为难为情而拖延，耽误了诊断和治疗。

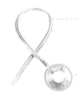

25 基因突变知多少

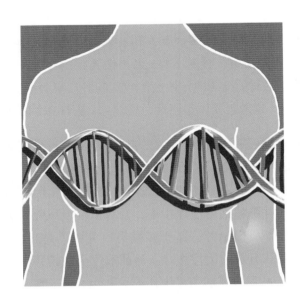

人体肿瘤千差万别，癌症发生的机制非常复杂，对于不同癌症甚至患有相同癌症的患者，导致癌症发生的机制不尽相同。10%乳腺癌患者携带有家族遗传的基因变异，称为遗传性乳腺癌。查找患者的乳腺癌基因变异，对预防和指导乳腺癌治疗具有重要意义。

遗传性乳腺癌的基因检测

基因检测可指导预防和治疗遗传性乳腺癌。遗传性乳腺癌通常是由 *BRCA*1 和 *BRCA*2 基因突变引起的。正常的 *BRCA* 基因通过修复细胞阻止肿瘤生长，而 *BRCA* 基因突变会大大增加患乳腺癌的风险和已患乳腺癌的严重程度。另有某些基因的异常改变称为未知的变异（VUS），是指尚未找到变异的原因，或正在进行相关研究。

检测出 *BRCA*1 或 *BRCA*2 基因变异的女性，41%~90% 的可能性在某个时间患乳腺癌；8%~62% 的可能性在某个时间患卵巢癌。患病的概率到底有多大还取决于基因类型和个人及家庭的癌症史。*BRCA*1 和 *BRCA*2 基因变异的男性患乳腺癌，以及其他癌症（如胰腺癌、睾丸癌、前列腺癌）的风险也高。

基因检测为癌症治疗模式带来了翻天覆地的变化，乳腺癌治疗开始迈入个体化治疗的新天地。检测是否有 *BRCA* 或其他基因的突变，结果被用于指导预防和治疗方案的制订。基于遗传性基因的检测而了解乳腺癌高危人群并采用一些方法阻止乳腺癌发生称为"预防性治疗"；基于分子检测的因人而异、因病而治称为"个体化治疗"。

乳腺癌相关的遗传性癌症综合征

根据美国国立卫生研究院（NIH）的指导原则，目前已经发现 50 多种遗传性癌症综合征。一些比较常见的遗传性癌症综合征已经可以通过基因检测预测终身的癌症风险。其中和乳腺癌相关的综合征包括遗传性乳腺癌和卵巢癌（HBOC）综合征、李－佛美尼（LFS）综合征。

- 遗传性乳腺癌和卵巢癌（HBOC）综合征

  - 相关基因：*BRCA*1，*BRCA*2。
  - 癌症类型：女性乳腺癌，卵巢癌，前列腺癌，胰腺癌，男性乳腺癌。

- 李－佛美尼（LFS）综合征

  - 相关基因：*TP*53。
  - 癌症类型：乳腺癌，软组织肉瘤，骨肉瘤（骨癌），白血病，脑肿瘤，肾上腺癌。

如果家族中有两人以上患有乳腺癌，如果有，建议患者先做乳腺癌基因检测，明确是否有遗传性基因突变，是不是易感基因携带者；如果没有，就不存在这种可能。

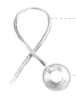

26 基因遗传风险高

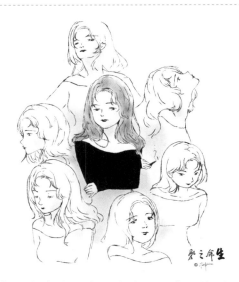

　　家族性乳腺癌是指一个家族中有两个或以上有血缘关系的成员患乳腺癌，占乳腺癌患病总数的 20%~25%，其中家族性遗传性乳腺癌占 55%~60%，其他是家族性非遗传性乳腺癌，可能是由于相同的性格特征、饮食习惯、生活情绪状态等导致。非遗传性乳腺癌并不具有传染性，与乳腺癌患者共同生活或饮食或密切接触，不会因此而患乳腺癌。

　　乳腺癌是由基因异常引起，也就是所谓遗传物质的突变所致，具有家族遗传特质。往往见家族中几代人患乳腺癌，如果母亲患有乳腺癌，母亲的姐姐也患有乳腺癌，那么母亲的女儿就会担心自己有可能也会患上乳腺癌。尤其是当女儿亲眼看到母亲患上乳腺癌，她的顾虑和担忧就更大。然而并非有家族遗传高风险的所有女性都会患乳腺癌，那些有明确的基因异常的成员，才具有患癌的命运，这异常的致癌因素因遗传而来，是由于母亲或父亲遗传的异常所致，占乳腺癌患病总数的 5%~10%。目前明确的乳腺癌家族遗传基因有 *BRCA*1 基因，占遗传性乳腺癌的 45% 左右，另外还有 *BRCA*2 基因、*Li-fraumeni* 综合征基因等。

家族遗传性乳腺癌的遗传危险度

- 直系一级亲属（母亲、姐妹、女儿）一人患乳腺癌，则本人危险度增加 1 倍。

- 家族中有两人患乳腺癌或卵巢癌，本人危险度为 5 倍。

- 亲属为双侧癌，则危险度增加 10 倍。

- 亲属患病年纪越轻，本人患病危险度越大。

家族遗传性乳腺癌的遗传特征

- 发病年龄早，常在 50 岁前患癌。

- 倾向于双侧发生乳腺癌。

- 为常染色体显性遗传，也就是说只要父母一方携带这种突变基因，就足以使后代得病。

- 相关癌的发病率增高，除乳腺癌以外，有 BRCA1、BRCA2 基因突变的女性患卵巢癌的概率也很高。

为证实致癌因素与基因异常的紧密关系，并试图阻挡或消灭这些因素，从而减少基因被改变，一些科学家一直在从事乳腺癌致癌因素的研究。目前的研究证明，如果女性确实有乳腺癌、卵巢癌或两者兼有的家族史，那么遗传可能在癌症的发展中发挥作用。BRCA1、BRCA2 基因突变是乳腺癌的遗传易感因素，而这种基因突变是可以通过基因筛查出来的。

然而，即使有一个或两个被证实的遗传基因异常，并不意味着一定会患乳腺癌，也并不意味着她的癌症会比非遗传基因改变而致的癌症更糟糕。

TIPS

> 无论是遗传还是非遗传性乳腺癌，有一点是肯定的，从某种意义上来说，癌症发生的基础完全在于被改变的基因，也就是所谓的突变基因。但我们仍然不十分确定是什么因素造成了这些基因的改变。是天生的还是后天的？是什么造成伤害？是激素吗？或者是病毒、放射线或某种未知的元素造成了基因的改变？ 大多数的女性患者没有乳腺癌的家族史。

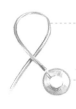

27 基因检测再认识

随着基因分子水平研究的不断深入，越来越多的肿瘤细胞信号通路被发现。大量临床研究表明，通路中的特定基因的扩增／突变／表达状态与靶向治疗、化学治疗药物的有效性密切相关。因此，临床上检测这些通路中特定基因，筛选出获益患者，可提高癌症治疗有效率。

美国食品药品监督管理局（FDA）要求用药前进行 *EGFR*、*KRAS* 等基因检测；美国癌症综合治疗网络（NCCN）也已将 *EGFR*、*KRAS*、*ERCC*1、*RRM*1、*HER*2 等基因检测纳入癌症治疗指南中。通过基因的检测，指导乳腺癌的精准治疗，评估预后，甚至预防乳腺癌。目前基因检测的目的在预测上使用不多，更多的是在于治疗。

TIPS

> 癌症基因检测常用方法包括：滴血芯片和蛋白质芯片。癌症基因检测技术为荧光定量聚合酶链反应（RT-PCR）。

乳腺癌多基因检测适应证

• Oncotype DX（21 基因检测）：适用于 HR 阳性、HER2 阴性、Ⅰ～Ⅱ期乳腺癌患者。检测分析 21 个基因的活性，然后计算复发评分数。RS<18 分时为低度复发风险；18 分 ≤ RS<31 分为中度复发风险；RS ≥ 31 分为高度复发风险。风险分数越高，浸润性乳腺癌复发的风险就越大。10 年远处转移率分别为 6.8%、14.3% 和 31%。低 RS 说明乳腺癌恶性程度低，对激素疗法敏感，化学治疗获益小；高 RS 说明乳腺癌恶性程度高，对激素疗法不敏感，化学治疗获益大。

• MammaPrint（70 基因检测）：适用于Ⅰ～Ⅱ期、ER 阳性、N_{1-3} 的乳腺癌患

者。能够反映乳腺癌远处转移的预后情况。可以将患者分为低危和高危两组，低危早期乳腺癌患者可以不予化学治疗，高危早期乳腺癌患者化学治疗获益最多。MammaPrint 可较准确地区分不需要化学治疗可长期生存的患者，避免早期乳腺癌过度治疗。

- EndoPredict、Prosign 及 BCI 3 种多基因检测：适应于 ER/PgR 阳性、HER2 阴性、淋巴结阳性（1~3 枚转移）乳腺癌患者，也适用于临床高风险患者制订辅助化学治疗决策。

乳腺癌多基因检测禁忌证

三阴性乳腺癌、HER2 阳性、N>3 的乳腺癌患者，以及 ER 阳性、HER2 阴性、N_0、临床低危的乳腺癌患者，均不需要进行多基因检测。

在用于乳腺癌的基因组检测中，Oncotype DX（21 基因检测）拥有全面的数据支持其用于做出治疗决定，也就是循证医学的决策。所以这项检测技术更被支持用于治疗决策中，医生会将检测的分数与病理报告中的其他信息（包括癌症的大小、等级、激素受体蛋白质表达、淋巴结中是否发现癌细胞等）结合，为患者制订治疗计划。

🖊 目前基因检测仍只是小部分群体的高端体检项目。

🖊 基于乳腺癌的影响因素错综复杂，不只是基因，还涉及环境、生活习惯等各种因素。就算你检测出某个基因变异，也不意味着你就一定会患乳腺癌，其解释和结果可能是多样的。

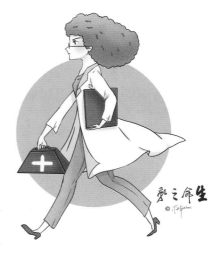

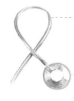

28 不良情志雪上霜

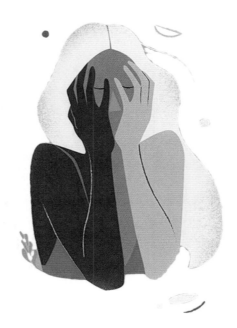

　　许多疾病的发生都受情绪状态的影响，不良的情绪状态是乳腺癌发生的诱因，也是乳腺癌发展的促进因素。研究表明，长期的不良情绪可使乳腺癌发生的概率增高，而不良情绪促进乳腺癌发生的机制，主要是抑制机体免疫系统和扰乱内分泌平衡。

　　一方面，长期的不良情绪容易导致大脑兴奋和人体抑制过程失衡，使体内的肾上腺皮质激素分泌增多，从而抑制正常的免疫功能。免疫屏障受损，逐渐形成的有害内环境，可诱使乳腺细胞基因突变，导致乳腺癌的发生。

　　另一方面，乳腺癌的发生与雌激素紧密相关。中医认为，乳腺癌的发病与人的情志有密切的联系，所谓内分泌紊乱就是忧思郁怒致情志内伤、肝脾气逆导致雌激素分泌异常。

　　女性往往更容易在家庭及社会的各方面压力和忙碌中产生情志的波动，这对机体的内环境稳定十分不利。许多女性遭遇乳腺癌，与生活中的不良情绪有关，惊慌之际偏又情绪低落，加上手术后的改变，处于不良的消极情绪中往往于康复也是不利的。

TIPS

> 不良的消极情绪：抱怨、紧张、焦虑、烦恼、忧愁、悲伤、恐惧、抑郁、自卑、强迫、失眠、放弃、回避、怀疑、排斥。
> 良好的积极情绪：乐观、放下、平息、倾诉、愉悦、大度、相信、坚持、知足、轻松、承担、感恩、勇气。

如果把乳腺癌比作"雪"，那么不良情志就是"霜"。雪上更加霜，头上着头，苦上加苦，推波助澜。不良情志会加速乳腺癌进展，危害愈加严重，怎经得起？

良好情绪是癌症的良医。正确对待疾病，树立信心，振作精神，坚定意志，自身的免疫系统才能更好地运转，药物才能更好地发挥作用，这叫"雪中送炭"。实践证明，凡精神乐观、自信心强、积极与医生配合、按方案治疗、定期复查的癌症患者，往往疗效较佳；反之则较差。

保持健康的心理状态和乐观的情绪，有利于机体内分泌正常地调节活动，对预防乳腺癌的发生和发展极其重要。

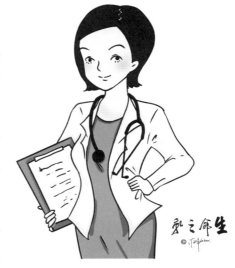

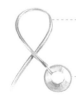

29 详面多方欲安之

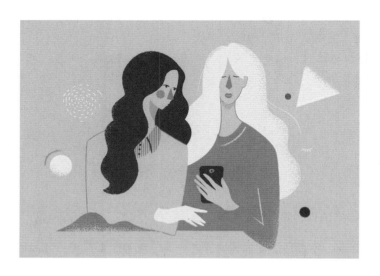

当曾经离得那么遥远的乳腺癌突然降临时，各种有关乳腺癌的疑问和不良预后的担忧纷纷向患者涌来。在如此发达的信息社会，很多得了乳腺癌的患者，通常会选择上网去了解关于乳腺癌的知识和诊治方法，而网上了解到有关乳腺癌的特别致命的类型、其他乳腺癌患者的经历、乳腺癌的侵略性以及这些可能性如何消耗机体等。在经历恐惧、回避、伤心之后，多数是一知半解，无奈无助。然而，可以给到她们帮助的一定是医护人员和至亲家属。

面对医生

详细了解病情，理解医生所提出的治疗方案的目的、建议、优缺点，寻找最好的治疗方法。确认不接受这种治疗有什么后果，对今后的生活有多大限制和影响。最好、最合适的治疗方案的选择和制订主要依据以下要点：

• 除了癌症之外的健康状况（包括年龄、月经状态、有否家族遗传性和慢性疾病等）。

• 临床检查（包括病史、实验室检查、超声、X 线钼靶、MRI、PET 检查等）。

- 分期（包括肿瘤大小、淋巴结是否转移、是否远处脏器转移等）。

- 病理诊断（包括病理的类型、ER\PR\HER2 的表达等）。

- 现有的治疗手段（包括手术、放射治疗、化学治疗、内分泌治疗和靶向治疗等）。

- 患者的意愿。

面对护士

详细了解病程，治疗过程需要多少时间，多少花费；每一种治疗方式会有哪些不良反应，如何管理和克服；是否需要加入临床试验；有否患教活动；如何获得网络、公众号、书籍的乳腺癌相关资料；如何调整情绪积极应对以及遗传和生育方面的咨询等。

面对家属

将对癌症的无知、恐惧、回避、伤心、疼痛等不良情绪一并向亲近的人倾诉，获取情感支持，在整个治疗过程中随时随地和陪伴沟通。和亲人一起，共退癌敌。

TIPS

> 乳腺癌患者在开始治疗之前必须与医生充分讨论后选择最佳治疗方案；与护士积极配合平稳度过治疗中的不适和困难；寻求家人的关心和爱护，树立抗癌信心，才能顺利完成治疗计划。

一种适合某位乳腺癌患者的治疗方案对另一位乳腺癌患者来说，并不一定是最佳的治疗方法。建议多方面了解，寻求意见，找到适合的治疗方案，充分讨论和准备后再做决定。

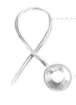

30 团队齐心利断金

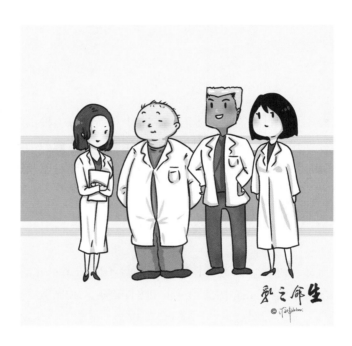

乳腺癌的诊治方法通常包括外科手术、放射治疗、化学治疗、内分泌治疗、靶向治疗等。对于不同的患者而言，并没有一个统一的治疗标准。

乳腺癌多学科综合治疗模式

乳腺癌多学科综合治疗模式是指患者需要选择其中的一种或全部的治疗方法。当初次诊断获得医生治疗意见后，完全可以寻求另一位医生的意见，可能赞成也可能提出新的治疗意见，这就是第二意见（second opinion）。更可以听取不同学科专家的意见，这就需要医护团队的合作，由治疗领域的多个学科保持高效率的互相沟通，团队齐心，其利断金。通过多学科讨论治疗方案，了解癌症问题，获取信息，查看数据，然后共同提出被认可的有利于患者的治疗方案。

癌症治疗过程中也会造成心理和生理的各种症状。这些症状应得到良好的护理和心理支持，这需要有经验的护理和康复团队参与到诊治和之后的护理康复中。另外统计研究和人口研究的加入，对患者的健康随访也可起到积极的作用，能够帮助乳腺癌患者获得更好的治疗效果。这就是乳腺癌多学科综合治疗模式（MDT）。

MDT 专家团队

• 乳腺癌治疗领域的专家：包括外科手术学、肿瘤学、整形外科学、妇产科学、分子生物学、免疫学、遗传学、病理学、药理学、放射影像学、核医学、麻醉学等学科专家。

• 乳腺癌护理康复领域的专家：包括护理学、康复学、营养学、中医等学科专家。

• 乳腺癌研究领域的专家：包括统计学、人口科学等学科专家。

TIPS

> 当听取了所有的意见并确定了治疗方案，在开始治疗之前，患者可向治疗护理团队询问有关治疗的选择、每个治疗预期的效果和潜在的不良反应。

> 发生不良反应的可能因素包括：治疗的手段和个体对治疗的依从性。

乳腺癌的综合治疗提倡各项治疗措施的优化组合，制订完善的诊疗方案，既要遵循循证医学的诊疗常规，又要实施针对每一个具体患者的个体化治疗。根据患者的身心状况，肿瘤的具体部位、病理类型、侵犯范围（病期）和发展趋向，结合细胞分子生物学的改变，有计划、合理地应用现有的多学科各种有效的诊断和治疗手段以及转化性基础研究成果，以最适当的经济费用取得最好的治疗效果，同时最大限度地改善患者的生活质量。

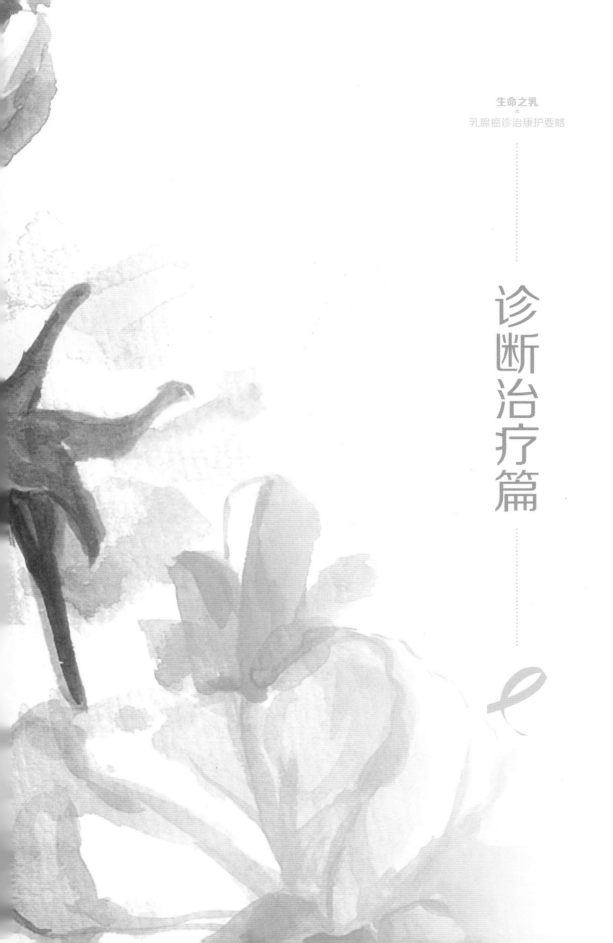

诊断治疗篇

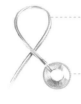

1 癌肿症状易发现

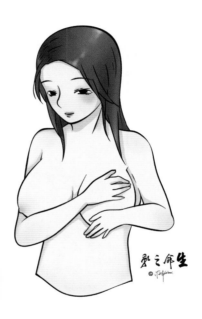

乳腺癌症状往往不隐秘，也是比较容易被早期发现的。发现了症状，不要盲目从网络获取信息，这些讯息不要轻易对号入座，也无须立刻怀疑是乳腺癌而惊慌失措。这不应该是需要做的一切，最明智的做法是先咨询和检查。

自己很容易发现的乳房肿块

乳腺癌症状中最常见的是乳房肿块。乳腺肿块出现在表浅胸部，90% 是乳腺良性肿瘤，边界清楚，可以活动，触之质地中等，富有弹性，如乳腺纤维腺瘤、乳腺病等；10% 的乳腺肿块相对质地触感硬，表面可平坦也会不平，与周围组织粘连，肿块活动度差。明显的肿块通常都较易触摸到，这也是多数乳腺癌得以被患者自己发现的原因，肿块与周围乳腺组织大不相同。

邻近乳房的腋部有肿块

不仅是在乳房，有时可以在同侧腋下感觉到肿块。如果乳腺癌发生转移至腋下淋巴结，就可能触及肿大的淋巴结，触诊如同肿块。有时乳房并没有发现肿块，但可能在腋下发现有肿块。要注意乳房与淋巴结都发现肿块的情况。

乳房感觉疼痛，对照月经周期

乳腺癌初期一般不会有疼痛症状。有时乳房有胀感和疼痛症状，不随月经周期的改变而改变，症状持续，需及时就诊，以便早期发现乳腺癌。

发现两侧乳房大小位置不对称

乳房大小不对称，较大一侧有病变存在的可能，若乳头位置高低不一，往往会是乳腺癌早期表现的可能，因为这可能是肿瘤周围的组织被侵犯而使皮肤向肿瘤方向牵拉的。

乳头分泌血性液体或糜烂凹陷

如果一侧或两侧乳头分泌血性或浆液性液体，乳头、乳晕糜烂或乳头中心部凹陷，甚至出现像酒窝一样的凹陷，乳房皮肤毛孔粗糙，变硬，出现像橘皮一样的异常，可能是乳腺癌的症状。应排除外伤和手术引起的皮肤变硬。

TIPS

> 虽然乳腺癌症状还是比较容易发现的，但仍然有部分乳腺癌的症状特殊，不容易发现。因此，告诫乳腺癌高危人群，应定期到医院请专科医生进行相应的检查和影像学评估，以便早期发现乳腺癌并及时诊断。

✎ 乳腺癌的及早诊断，对于患者获得最佳的治疗效果和生存预后，具有至关重要的作用。

✎ 如果有以上明显符合或类似的症状，怀疑乳腺癌，请千万不要置之不理，犹豫不决，而应及时去专科医院就诊，通过进一步的X线、超声等检查来明确诊断。

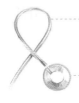

2 察变观像为诊断

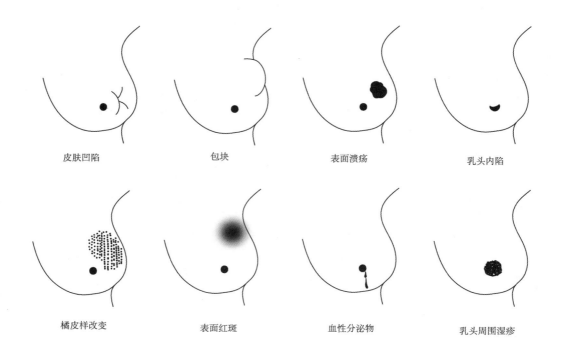

| 皮肤凹陷 | 包块 | 表面溃疡 | 乳头内陷 |

| 橘皮样改变 | 表面红斑 | 血性分泌物 | 乳头周围湿疹 |

乳腺癌一旦发生，由早期进展至晚期，整个过程大多会经历比较长的发展过程。在这一过程中，机体会出现很多征兆，或者说是乳腺癌发出的许多警示信号。

乳腺癌的临床表现

• 早期最常见的表现为患侧乳腺出现无痛单发的小肿块，肿块质硬，表面不光滑，与周围组织分界不清楚，在乳腺内不易被推动。

• 随着肿块增大，可见乳腺表面皮肤局部隆起。若累及 Cooper 韧带，可使其缩短而致乳腺表面皮肤凹陷，即出现所谓"酒窝征"。

• 邻近乳头或乳晕的癌因侵入输乳管而使之缩短，把乳头牵向癌的一侧，使乳头回缩和凹陷；肿块继续增大，皮下淋巴管被癌细胞拥塞，淋巴回流障碍，便出现水肿，皮肤呈"橘皮样"改变。

• 乳腺癌发展至中晚期，侵入胸筋膜、胸肌，肿块固定于胸壁而不易推动。若癌细胞侵入大片皮肤，出现多数小结节，甚至彼此融合，溃破而形成溃疡，这种溃疡常有恶臭，容易出血。

• 乳腺癌淋巴结转移最初于腋窝，肿大淋巴结质硬、无痛，可被推动，渐增多，融合成团，与皮肤或深部组织粘连，继续转移至锁骨下淋巴结和锁骨上淋巴结及颈部淋巴结。

• 晚期乳腺癌血行转移至肺及胸膜、骨骼、皮肤软组织、肝、脑时，可出现相应的症状。肺转移可出现胸痛、咳嗽、气急、阻塞性肺炎、咯血；胸膜转移可出现胸腔积液和呼吸困难；皮肤、软组织转移可见皮肤呈红色斑片变硬，类似丹毒和蜂窝织炎，局部温度增高，边界清晰；骨转移可出现受损的骨骼骨痛、骨折，以胸腰椎、骨盆及肋骨多见；肝转移可出现肝大、黄疸、发热、乏力、纳差、腹胀、体重下降等；脑转移可出现头痛、头晕、呕吐、昏迷、精神状态改变、语言和运动或者感觉功能异常、癫痫发作等。

充分了解上述乳腺癌发生和发展的一些临床症状，不仅可让医生，更重要的是让患者有机会在早期发现乳腺癌，获得早诊早治的机会，以求完全康复的结果。

除了临床症状，辅助检查将病变更充分地呈现，无论是 X 线、超声、MRI、PET 等影像检查，还是显微镜下的病理活检，临床症状结合辅助检查结果可提供完整的乳腺癌诊断依据。

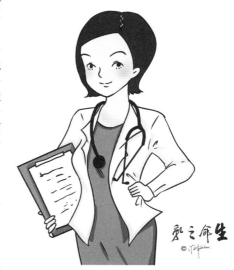

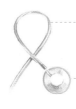

3 黑白摄影有价值

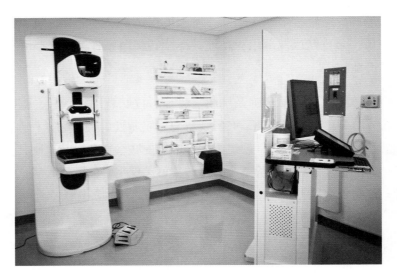

　　乳腺 X 线摄片就是为乳房拍摄 X 线片，这与胸部的 X 线片不同。乳腺 X 线拍的是乳房，显示的是乳房内的腺体、脂肪和间质血管，而不是显示肺、纵隔和心脏的影像。乳腺 X 线摄片也称为乳腺钼靶 X 线摄片，用"钼"元素做靶发射 X 线摄片，但其实随着 X 线摄影技术的进步，很多影像摄片已不再单纯使用"钼"，也使用"钨、铑"作为发射 X 线的元素。将拍摄的夹板置于乳房上下或左右侧面，拍摄乳房突出的部位，而周围小部分就无法被包含在摄片之中，以二维空间画面显现三维空间的结构。乳腺钼靶 X 线摄片可检出大于 0.5 厘米的乳房内可疑小病灶，有时也可以发现显示微小钙化的乳腺原位癌。

乳腺 X 线摄片的作用

　　乳腺钼靶 X 线摄片四大用途：①预防筛查。②临床诊断。③手术定位。④术后随访。

　　当临床检查发现乳房有不寻常的状况时，X 线黑白摄片可作为辅助诊断参考。如果肿块在乳腺 X 线片上看起来不规则、粗糙、不光滑、有毛刺状的放射线状影，并向中间集中，将被诊断为乳腺癌可能。同时 X 线片还可以观察到除肿块之外的其他部位有否病变影像，为确定肿块在乳腺中的位置提供参考。

乳腺 X 线摄片技术的发展过程

20 世纪 50 年代所使用的大型乳腺 X 线机是干板摄像，与用来拍摄胸部或骨骼的 X 线机一样，会产生相当多的射线，摄片也并不清晰。后来重新设计的 X 线机，专以拍摄乳房为目标，并能够拍摄到绝大部分的乳房组织，是乳腺软 X 线摄影，利用钼靶产生低剂量的软 X 线来摄影成像。20 世纪末开发了更新的数字化乳腺 X 线摄片技术，且仅需使用极少量的射线就可以拍摄出清晰的乳房影像，如同数码相机。数字化乳腺 X 线摄片是影像电脑化的方法，这是乳腺 X 线检查技术的巨大进步。

乳腺 X 线摄片的局限性

但乳腺 X 线摄片仍有其局限性，并非全能完美的检查手段。如果乳房是致密型的，有些肿块就不能被检测出来，如果乳房偏小拍摄效果也会相对不好。乳腺 X 线摄片对于多数年轻女性不适用，因为她们的乳房通常是致密型的。所以一般主张 X 线摄片筛查用于 40 岁以上的女性是更实用的，因为她们的乳腺消退，脂肪增多，显示影像更清楚。另外，乳腺 X 线摄片无法分辨实性肿块和囊性肿块的不同，必须结合超声波的检查才能确认。

乳腺 X 线摄片是诊断各种乳房问题的最佳辅助检查方法，虽有它的局限性，有不完美的方面，但对有乳房问题的女性而言，它仍然是很重要的乳腺疾病检查和乳腺癌筛查工具。

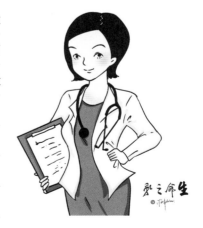

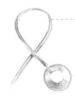

4 详解报告助诊断

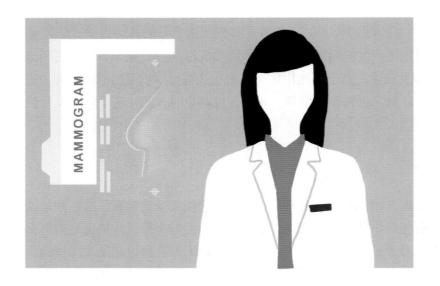

　　乳腺癌的 X 线影像检查是有价值的检查方法，检查的判读报告十分重要，这需要有经验的影像科医生来完成。一份完整的乳腺 X 线检查报告应包括病史、检查目的、投照体位、乳腺分型、任何重要的影像发现及与既往检查片对比，最后是评估类别（BI-RADS 分类标准）和建议。

完整的乳腺 X 线检查报告内容

- 检查目的：对检查简单说明，如筛查、评估或随访等。

- 乳腺分型：有助于判断 X 线诊断的可靠程度，即病灶隐藏在正常乳腺组织中的可能性。对 X 线致密型乳腺，X 线片对小病灶的检出能力随着乳腺腺体致密的程度上升而下降。一般可分为 4 型：① a 型：脂肪型，乳腺组织几乎完全被脂肪组织所替代。② b 型：乳腺组织内有散在的纤维腺体。③ c 型：乳腺组织呈密度不均匀增高，很有可能遮蔽小肿块。④ d 型：致密型，乳腺组织非常致密，会降低乳腺 X 线检查的敏感性。

- 清晰地描述任何重要的发现。

  - 肿块：大小、形态、边缘、密度、伴随的钙化、其他伴随征象。
  - 钙化：形态（大小、良性钙化或可疑钙化）、分布、伴随征象以及定位。
  - 结构扭曲。
  - 不对称征象。
  - 乳内淋巴结。
  - 皮肤病变。
  - 单个扩张的乳腺导管。

- 与前片比较。

- 评估分类：常用的是 BI-RADS 分类法，参照中国抗癌协会乳腺癌专业委员会《中国抗癌协会乳腺癌诊治指南与规范（2017 年版）》。

  - BI-RADS 0 类：需要召回补充其他影像学检查，进一步评估或与前片比较。推荐其他影像学方法（如超声、乳腺 X 线断层摄影、对比增强乳腺 X 线摄影和 MRI）进一步检查。

  - BI-RADS 1 类：阴性，无异常发现。乳腺是对称的，无肿块、结构扭曲和可疑钙化可见，恶性的可能性为 0。

  - BI-RADS 2 类：也是"正常"的评价结果，但有良性发现，如钙化的纤维腺瘤、皮肤钙化、含脂肪的病变（积乳囊肿、脂肪瘤及混合密度的错构瘤）等。乳腺内淋巴结、血管钙化、符合手术部位的结构扭曲等，恶性的可能性为 0。

  - BI-RADS 3 类：可能确定的良性病变，有很高的良性可能性，恶性可能性为 0~2%。包括不可触及、边缘清楚、无钙化的肿块，局灶性不对称孤立的点状钙化。

  - BI-RADS 4 类：绝大部分需要介入性诊断，其恶性的可能性为 2%~95%。可再继续分为：① 4A：其恶性的可能性为 2%~10%，包括一组介入手段干预但恶性可能性较低的病变，可以常规随访或 6 个月后随访。② 4B：其恶性的可能性为 10%~50%。需要对病理结果和影像表现严格对照，可密切随访或病理活检。③ 4C：更进一步怀疑为恶性，但还未达到 5 类那样典型的偏恶性病变，其恶性的可能性为 50%~95%，此类病理结果往往是恶性的。

◆ BI-RADS 5 类：高度怀疑恶性（几乎肯定是恶性），临床应采取适当的诊治措施。这一类病变的恶性可能性大于等于 95%。

◆ BI-RADS 6 类：已活检证实为恶性，应采取积极的治疗措施。用来描述活检已证实为恶性的影像评估。

从影像学的规范化报告中只是判断乳腺病变的程度，而具体诊断应当结合临床医师的判断来综合分析。

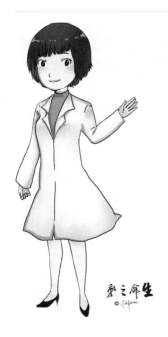

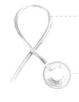

5 小小"钙化"姓何家

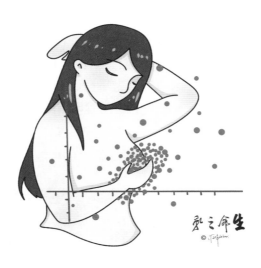

在乳腺 X 线摄片中，常常看见如灰尘一般的小小白点，有粗，也有细，有散在的，有密集的，也有聚集成簇，范围有大有小，甚至遍布整个乳房，在影像学上被称为"钙化"，钙化是乳腺组织中出现的钙质沉淀物所表现在 X 线摄片上的描述。有的是良性钙化，因皮肤、血管的老化形成；也有恶性钙化，是癌症的早期症状之一。大小在 0.5 毫米以下的称为细钙化，1.0~2.0 厘米的称为粗钙化。

TIPS

小小"钙化"姓何家？

> 从性质上分为：良性钙化和恶性钙化。

> 从形态上分为：粗颗粒棒状钙化、线性分枝状细钙化、成簇泥沙样细钙化等。

典型的良性钙化表现为粗大、短棒状、圆形、环形、点状钙化；有的似爆米花样，有的似粗棒状，有的中心呈透亮改变；直径通常大于 0.5 毫米，沿乳腺导管分布，聚向乳头，常为双侧乳腺分布。

　　恶性钙化往往是呈段样、线样及成簇分布的不均质钙化，大小多为 0.5~1.0 毫米，且多有融合，形态不规则，若 X 线片上见单处成簇集群分布的细小钙化，有恶性的可能；大小形态不一，直径小于 0.5 毫米，细小多形性钙化更可疑；而细线样分支状钙化，直径小于 0.5 毫米，常不连续，有时也可见分支状，提示钙化是由于癌侵犯在乳腺导管腔内形成。

　　非浸润性乳腺癌属于乳腺癌的早期阶段，若非浸润性乳腺癌中出现钙化，医生要根据钙化分布的范围来决定是否能施行保乳术。随意分散在整个乳腺中的点样钙化和不定形钙化多为良性钙化；较大范围分布的与乳腺导管走形不一致的钙化，其性质需结合钙化类型综合考虑；成簇集群的钙化大多为可疑恶性钙化，尤其是这种钙化出现在可疑肿块影中；钙化排列成线形，可见分支点，提示钙化来源于乳腺导管，多为可疑钙化；段样分布的钙化，恶性的可能性会增加。

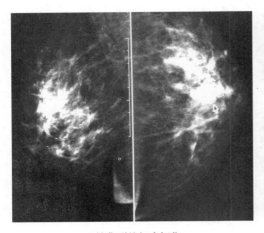

成簇集群的细小钙化

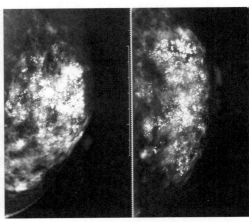

范围分散的粗大颗粒钙化

　　🖊 乳腺 X 线摄片中的钙化影像（尤其是微小钙化），有时是乳腺原位癌或早期乳腺癌的警示。但 80% 的微小钙化与癌症无关，这只是正常乳腺损耗所造成的结果。

　　🖊 如果钙化的形态和分布不是特征性良性表现时，首先考虑其为可疑恶性钙化，而钙化的性质和程度直接影响非浸润性乳腺癌的诊治。

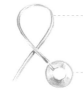

6 向来超声最实用

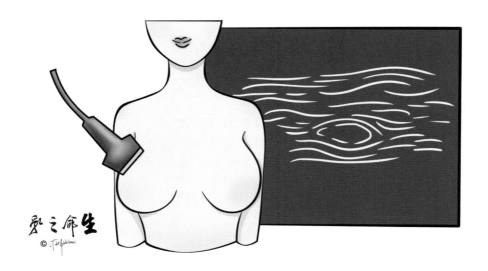

乳腺 X 线摄片存在一些检查的限制，例如放射线辐射有潜在的危险性，对于致密型的乳腺组织，无法清楚判定肿块是良性或恶性。因此，乳腺超声检查技术因其不同于 X 线成像的方法和优势，成为乳腺疾病筛查和检查的重要辅助工具。

超声波的原理是将高频率的声波以小脉冲发射出去，像雷达扫描般可以扫描到所要检查的器官，特点在于它不使用放射线。

在乳腺超声检查中，先将超声凝胶涂抹在乳房皮肤上，然后以声波变换器在皮肤上来回滑动，将声波发射出去。如果有肿块就会阻挡声波的去向，声波会被弹回，如果没有肿块，声波将穿过乳房。超声可以显现肿块的其他特性，如实性或囊性。在乳腺 X 线片重叠的阴影无法辨别时，超声波就有可能分辨致密组织中的肿块。

TIPS

> 乳腺超声检查的适应证
- 年龄小于 35 岁的女性乳腺癌筛查。
- 怀孕或哺乳期女性的乳腺检查。
- 致密型乳腺病变的第二辅助检查。
- 触诊或乳腺 X 线摄片发现乳腺肿块的再次确认。
- 引导针刺活体乳腺组织病理检查。
- 乳腺癌术后定期检查。

乳腺 X 线检查和超声检查的优缺点

比较	乳腺 X 线检查	乳腺超声检查
优点	可作为乳腺癌筛查手段，可以显示无肿块的乳腺癌的前期病变	操作方便，无放射线，很好鉴别实性或囊性肿块
缺点	有放射线，不易在小于 35 岁致密型乳腺中显像	区段性的显像工具，不能作为普查手段

　　如同数字化乳腺 X 线检查使影像画面更加清晰一样，乳腺超声检查也有增加解析度的方法，如 3D 超声波、彩色多普勒超声波以及能量多普勒超声波可更清晰显示乳腺肿块以及肿块周围血流量增加的现象。癌症通常都有血流量增加的现象，超声检查解析度增强，对于帮助诊断乳腺癌，尤其对致密乳房的年轻女性的筛查优势明显。一项研究显示，彩色多普勒超声显现的血流增加现象，与乳腺肿瘤的大小和良恶性程度以及淋巴结数量有关，但与肿瘤内细小的新血管（微血管密度）无关。也就是说，彩色多普勒超声波显示大血管的效果比显现新血管更好。

虽然乳腺超声检查并不是完美的，但它增加了乳腺检查另一种空间的影像，而且操作方便、实用、无损伤、性价比好，这是乳腺 X 线片和其他辅助检查无法做到的。因此，如果在乳腺 X 线片中发现病变且良恶性未明时，超声波依然是诊断乳腺癌的一项重要工具和选择。

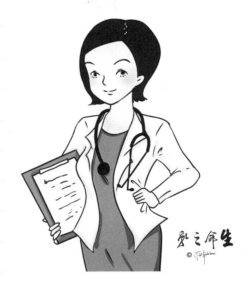

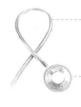

7 "磁共振" 更添灵敏

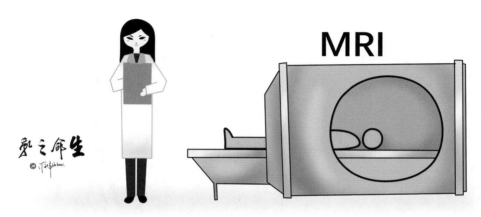

MRI 的应用原理

磁共振成像（MRI）是利用磁共振原理的技术，也就是利用氢原子核电磁质量原理的技术。氢离子是水的一部分，而水是身体的一部分。MR 是个巨大的磁极，受检者被放入巨大的磁极中，氢原子核将在磁性区排成一列。技师将一个放射线频率振波打开，使氢原子核倒向新的磁极，放射线频率振波关合后，氢离子会排列在强的磁极区，氢离子重新排列的方式及区域，使 MR 机器可以描绘出被检组织的影像。这种检查手段用于人体内部结构的成像，最先使用于脑部的检查，能非常清晰、精细、准确地诊断脑部肿瘤，是一种革命性的医学诊断工具。

常规的 X 线钼靶、超声检查在诊断乳腺癌中有着极其重要的作用，然而在发现和评估乳腺肿瘤的良、恶性上，有时也不免漏诊与误判，而 MRI 则被认为是一种有用的补充诊断手段，对乳腺组织扫描，其分辨率高，图像清晰，是诊断乳腺异常和早期筛查的先进医学影像技术。尤其是对于乳腺组织致密的女性，比乳腺 X 线摄片和超声检查的乳腺癌诊断灵敏性更高，同时也是无辐射的乳腺摄影的方法。MRI 技术可以发现乳腺内的微小病灶及多发病灶，更可以反映乳腺疾病血流动力学改变的情况。

进行 MR 检查时，患者俯卧在诊台上，让乳房悬垂在机器中进行检测，为得到最佳结果，受检者必须先注射染剂，让非正常组织的病灶吸收。癌症组织吸收染剂的情形比良性病变多且快，最后在 MRI 成像中表现出来。然而这种方式并非万无一失，它也有错判肿块性质的时候，而且检查费用较高，检查预约时间和检查时间较长，准确性比例仍不够，所以它还不是一项好的筛查手段。目前，乳腺癌诊治指南只为那些具有强烈家族史或有其他特定乳腺癌危险因素的女性保留乳腺 MRI 筛查。

研究表明，MRI 的乳腺筛查可改善所有女性的乳腺癌的早期诊断，而不仅仅是那些处于高风险的女性。

MRI 的应用要点

- 有家族史或其他特定乳腺癌危险因素的女性乳腺筛查。

- 硅胶隆乳内植物是否渗漏的评估。

- 被乳腺 X 线检查或超声波发现的异常变化的进一步确定和辨识。

- 可用于保乳手术计划前评估手术范围。

- 新辅助化学治疗的治疗反应评估和治疗后病变范围的判断。

- MRI 上发现的病灶的穿刺活检的引导。

MRI 最具潜力的应用是手术前的计划，以及评估行保乳术的可能性。它可明确乳房是否还有其他病变应该切除，也可以显现病变真正的大小和范围，极大地提高了乳腺外科医生的诊治效率。

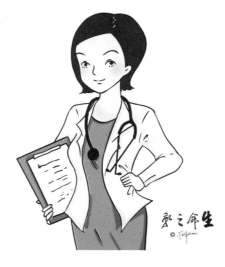

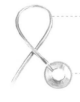

8 血性溢液勿轻视

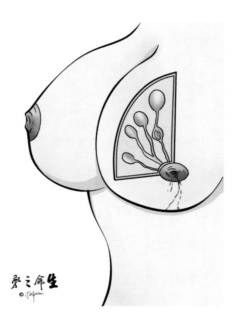

　　乳腺癌的临床表现，除了有乳腺肿块、腋窝淋巴结肿大、乳头凹陷、乳晕变化、乳腺皮肤改变以外，乳头溢液或溢血往往可能是非浸润性乳腺癌和早期乳腺癌的表现。

　　首先要告诫女性，在乳腺自检即将完成时，试着用大拇指和示指挤压乳晕部分，观察乳头是否有液体溢出。乳头溢液是乳腺专科门诊患者前来就诊的主要原因之一，约有10%乳腺癌患者是因发现乳头溢液就诊的，仅次于乳腺肿块和乳腺胀痛。造成乳头溢液的原因是由于乳腺的大导管系统受到侵犯，进而产生炎症、糜烂、出血等现象。

　　根据发病机制，乳头溢液可分为乳腺导管内型（原发于乳腺导管上皮的新生物、导管内乳头状瘤、乳腺导管扩张症、乳腺囊性增生性疾病等）和乳腺导管外型（乳腺的化脓性炎症、结核、肿瘤等导管以外的病变，累及或侵犯乳腺导管而使分泌物由乳头溢出）。通常，单侧性乳头溢液常见于导管内乳头状瘤、乳腺导管扩张症、乳腺囊性增生性疾病；双侧性乳头溢液多见于内分泌紊乱、药物反应、闭经－溢乳综合征或某些乳腺良性疾病。

乳头溢液的性状及可能诊断

- 乳样液：常见于闭经－溢乳综合征（乳溢症）、腺垂体功能亢进综合征，部分乳腺增生症患者也可出现乳样液。

- 粉刺样溢液：多由乳腺导管扩张症引起，多有先天性乳头凹陷。

- 水样液：多由导管内乳头状瘤、乳腺囊性增生病及乳腺癌等疾病引起。

- 脓性液：常见于急性乳腺炎、乳腺脓肿。

- 浆液性液：多为导管内乳头状瘤引起，亦可见于乳腺囊性增生病、乳腺导管扩张症及乳腺癌。

- 血性液：血性溢液以导管内乳头状瘤较为多见，10%的乳头血性溢液为导管内乳头状癌。

乳管造影摄片检查就是对溢液的乳头注射造影剂并行 X 线摄片，然后观察导管内病变。乳管内视镜检查是使用超细光纤乳管内镜探入乳管观察内部，可以诊断乳管中细小的肿瘤和炎性病变。乳头溢液的患者中，癌的发生率为 5%~15%，乳腺导管内癌常以乳头溢液为唯一症状，液体性质常为血性或浆液性，常未扪及肿块，故诊断必须依靠乳管内视镜等辅助检查。除了诊断，内视镜的使用有时也可以治疗导管内良性病变，这也是一种微创诊断和治疗的方法。

TIPS

> 当出现乳头溢液特别是血性溢液时，要重视，勿轻视，应尽早至乳腺专科就诊，必要时进行乳管造影摄片检查和乳腺导管内镜检查。

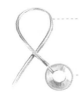

9 妇疾钜者莫如乳

　　《妇科玉尺》道："妇人之疾，关系最钜者，则莫如乳"。乳疾为妇人多见之疾，中医学描述的乳疾包括乳头碎（乳头皲裂）、乳痈（急性乳腺炎）、乳痨（乳房结核）、乳核（乳腺纤维腺瘤）、乳发（乳房坏疽）、乳癖（乳腺纤维囊性乳腺病）、乳疬（乳房异常发育症）、乳岩（乳腺癌）。这些对乳房疾病的描述形象而全面。

　　人体皮肤上局部炎症叫"疖"或"疮"，许多疖或疮长在一起叫"痈"，乳房皮肤的疖和乳房内的疮连在一起就是乳痈。人们将无法抽离的偏好视为"癖"，无法断根的乳房增生和囊肿，时痛时止，视为乳癖。"岩"为凹凸参差之山石，南宋杨士瀛在《仁斋直指方论》中云："癌者，上高下深，岩穴之状，女子多发于乳。"故乳腺癌最初即名乳岩，大多是如同岩石般坚硬而嶙峋的乳房肿瘤。

　　古代医家早有关于乳疾起因之研究。《素问·天元纪大论》曰："人有五脏生五气，以生喜怒忧思恐"。五志分别归属于五脏："肝在志为怒，心在志为喜，脾在志为思，肺在志为忧，肾在志为恐"，揭示了情志与五脏之间的内在联系。《外科正宗》亦云："忧郁伤肝，思虑伤脾，积想在心，所愿不得志者，致经络痞涩，聚结成核。"当情志异常，气机紊乱，气血津液行之障碍，脏腑现病理之变，体内失衡而致疾。妇人常情怀不畅，多愁善郁。肝气不舒则邪易侵而乳汁易奎，血脉易滞而痰浊易凝，冲任二经失调，导致乳癖和／或乳岩。

　　历代中医文献均有"妇女多先为气病"之说，认为"气"（英译 qi）是脏腑、组织、器官、经络的功能活动，如肺气、脾气、肝气、经气等。而阴阳分类上"气"属于"阳"（英译 yang），谓主动，正常运行必须依附于一定的物质，人体中的脏腑、肌肉、血液、津液都是气依附的基础，归为"阴"（英译 yin）。若无"气"所依附之物，"气"则无存，此为中医之阴阳互生理论。

"气复返则生，不返则死""百病皆生于气"，《内经·素问》之言已明示"气"在人体的生理和病理中的重要地位。《黄帝内经》中有关于乳房经络归属的详细记载："足阳明胃经过乳房，足厥阴肝经至乳下，足太阴脾经行乳外侧，足少阴肾经、任脉行于乳内侧，冲脉散乳中"。《黄帝内经》的论述为中医乳房疾病的理论研究和临床诊治奠定了基础。

中医常道：人有七窍，双眼、双耳、双鼻、口。而女性的双乳也可以称为"窍"，是人体和外界进行能量交换的通道，会使我们产生"气"，"气"是生命之主宰。气的改变可以使人导致各种疾病，忧思郁怒，七情内伤，气机紊乱，肝肾不足，冲任失调，是导致乳房疾病的主要原因，而致气滞、痰凝、血瘀、毒积，最终发为乳岩。如气滞，治疗需行气，达到气畅；气虚，治疗需补气，提升"精"（英译 essence）与"神"（英译 spirit）。故"气"的舒畅和"经"的调和是乳房健康之本。

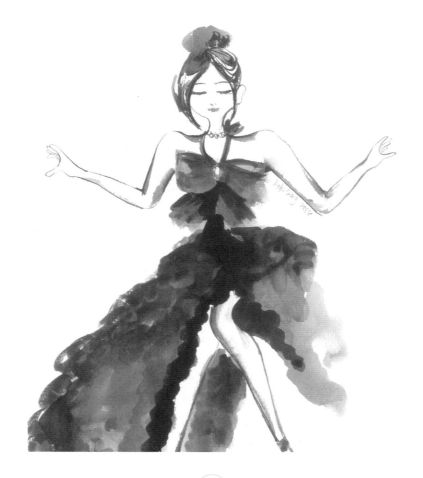

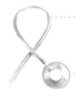

10 "种子土壤" 问名医

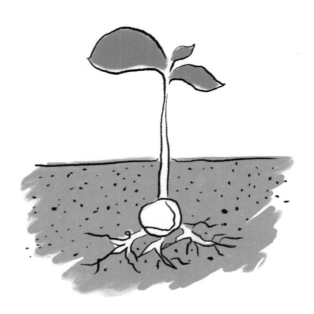

　　今天，若问乳腺癌为什么会发生在乳房里？可能你会觉得问题很可笑，乳腺癌当然是从乳房里长出来的。但是，一百多年前，没有人知道癌症为什么会发生？发生在哪里？为什么已被切除的肿瘤又会再长出来？为什么会转移到原发灶以外的其他脏器？1889 年，英国外科医生 Stephen Paget 针对癌症的发生和扩散的研究在著名的《柳叶刀》(Lancet) 发表了他的论文《乳腺癌再生长的分布》(The Distribution of Secondary Growths in Cancer of the Breast)，介绍并分析了死亡的 735 例乳腺癌病例和其他一些癌症病例，第一次把对癌症的研究提高到分子水平上，并提出血液是癌细胞深入传播的土壤，即种子和土壤假说 (seed and soil hypothesis)，论述微环境在癌症转移形成中发挥着重要作用。

　　按照"种子和土壤"理论，乳腺癌的"种子"一定是有转移能力的癌细胞，一定是从为它生长提供适合微环境的乳腺"土壤"中长出来，从适合癌细胞转移的血液"土壤"中转移，再迁至癌细胞可定居繁殖的其他脏器的"土壤"里。"你的腿上永远长不出乳腺癌。"Paget 的名言寓意"种子"只有在合适的"土壤"中才能定植和增殖。即便是早期乳腺癌患者经过手术等治疗被根除，但是只要"种子"生长的"土壤"环境稳定存在，癌细胞获得养分还会卷土重来，就像土地里"野火烧不尽，春风吹又生"的野草一般顽强地重生。

今天，研究已经明确肿瘤具有异质性，肿瘤转移是细胞选择的过程，转移只能在特异的器官中完成，这是"种子和土壤假说"三部曲。癌症发生和转移的结果取决于转移癌细胞的特性，以及那些器官微环境特有的稳态机制之间的多种相互作用。由于个体"土壤"易感的原因，癌症"种子"再次生根。也许，你会问有没有被根除的乳腺癌？有没有根治手术后就不再复发和转移的乳腺癌？答案是：可以根治的乳腺癌主要是早期的乳腺癌，经过外科手术、放射治疗、术后的辅助内分泌治疗、化学治疗以及靶向治疗等综合治疗之后，大多数是可以被治愈的。而那些再次复发的晚期乳腺癌，除"种子和土壤假说"理论以外，癌症的遗传因素、环境因素和个体因素也是可能的原因。

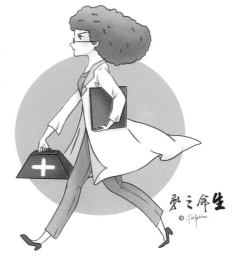

✎ "种子和土壤假说"理论改变了肿瘤治疗的策略。和其他肿瘤治疗一样，治疗乳腺癌要针对癌细胞"种子"，治疗乳腺癌转移要针对癌细胞定居、生长和增殖的"土壤"，"种子"的增殖与"土壤"的血管形成密切相关。抑制癌细胞增殖和肿瘤血管形成可以阻止肿瘤转移。

✎ 在一代名医 Paget 提出的"种子和土壤假说"的基础上，当代肿瘤研究已迈上了细胞分子诊断和免疫基因治疗的征途，医生和科学研究者们将前赴后继，一如既往。

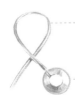

11 深藏不露谓 "隐匿"

何为隐匿性乳腺癌

80% 的乳腺癌常以患者自觉无痛的单个乳房肿块为首发症状。发生乳腺癌时，并非一定都能触摸到乳腺肿块。有少数乳腺癌患者，乳房无痛、无肿块、无溢液，但却发现有腋窝淋巴结肿大的症状。当穿刺腋窝肿大淋巴结，经病理诊断证实是乳腺癌细胞转移时才诊断为乳腺癌，但此时患者乳腺并没有触及明确的肿块，影像学检查也不能发现乳腺内的原发病灶，甚至于将乳腺全部切除后，在乳腺内仍然没有找到恶性肿瘤细胞。另有少数病例是在身体的其他部位先发现乳腺转移癌，这种少见而特殊类型的乳腺癌被称为 "隐匿性乳腺癌"。

所谓 "隐匿"，藏匿不露也，如玩捉迷藏游戏。或许乳腺组织中有潜伏的原发的乳腺癌细胞，但是它在形成肿块之前就已经转移到腋窝淋巴结，并在新的驻扎地安营扎寨，生根生长，直至因发现肿大的淋巴结时才被发现。或许是乳腺癌的病灶太小，比较特殊，隐匿在深部或是在乳腺靠近腋部的尾端，不易被发现，即使通过查体和镜下病理检查也难以发现。或许是这类乳腺癌的另类特性（非典型），转移先于肿块。乳腺癌作为一种抗原，能引起机体产生免疫反应，隐匿性乳腺癌的肿瘤始发阶段，患者机体的免疫力有效地控制了原发肿瘤的生长，但控制不住转移癌的生长，可能与癌瘤的抗原性在转移癌内发生改变有关。所以隐匿性乳腺癌往往恶性程度大，预后差。

如何诊断

乳腺切除标本的病理检查结果显示：2/3 患者的标本中可以检查到原发癌灶，1/3 患者的标本查不到原发灶。多数学者认为临床检查找不到原发灶的患者乳腺中仍可能存在原发灶。由于隐匿性乳腺癌已有腋窝淋巴结转移，故不属于早期癌。文献报道隐匿性乳腺癌的发病率占乳腺癌的 0.3%~1.0%，5 年生存率为 70% 左右，影响预后的因素有原发乳腺癌的病理类型、分期分类和腋窝淋巴结转移的数目等。

诊断隐匿性乳腺癌最重要的是腋窝淋巴结行外科切除活检或空芯针穿刺活检，明确病理诊断，是否为转移癌及其病理类型，并进一步结合免疫组织化学检测来判断原发病灶的来源。乳腺影像学检查包括乳腺 X 线检查、超声及 MRI，对可疑病灶可进行影像学定位活检。酌情检查甲状腺、胸部、腹部及盆腔，明确和排除原发肿瘤。如果通过常规影像诊断工具无法观察到病灶时，需要进一步寻找和明确原发癌灶，进行排查，乳腺 PET 和全身 PET 扫描是必要的检查手段。

手术治疗隐匿性乳腺癌

• 乳腺癌改良根治术，即切除全部乳腺及清扫腋窝淋巴结，该术式有利于手术后病理科医生在乳腺标本上查找原发癌灶。大约 70% 的隐匿性乳腺癌可以在乳腺上找到原发灶，多为浸润性乳腺癌。若腋窝淋巴结转移数 ≥ 4 个，需术后放射治疗；若淋巴结转移 1~3 个，可选择高复发风险患者术后放射治疗。

• 手术前借助影像学检查，如 MRI 发现了乳腺的可疑原发灶，也可进行保乳手术，即局部病灶的扩大切除及腋窝淋巴结清扫，术后放射治疗。

• 在无明显乳腺原发癌的腋窝淋巴结转移性癌且乳腺影像学检查结果阴性的患者，可行腋窝淋巴结清扫及术后放射治疗，放射治疗部位应包括乳腺及区域淋巴引流区。术后全身治疗与一般乳腺癌相同，根据肿瘤的病理类型、淋巴结转移、激素受体、HER2 状况，酌情选择化学治疗、内分泌治疗及靶向治疗。

隐匿性乳腺癌是一种特殊类型乳腺癌，由于乳腺癌的病因尚不完全清楚，所以还没有确切的预防方法。

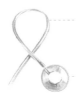

12 影像引导活检术

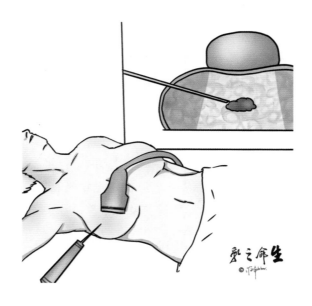

一旦发现乳房肿块或异常，往往可通过物理检查、X 线摄片，或其他影像学来辅助诊断。影像引导下的乳腺穿刺活检手术，是一种立体定位成像穿刺活检技术。利用乳房低剂量断层 X 线摄影、超声或 MRI 影像引导定位，结合真空辅助装置和穿刺针活检，用以帮助找到在影像中的异常乳腺病变，然后在显微镜下检查穿刺组织样本的类型。

不管使用何种影像引导，共同点是比通过手术切取乳腺变异组织活检更微创，皮肤表面几乎无瘢痕，可以捕捉到微小钙化和乳腺结构异常的病变。如果发现癌细胞，明确诊断后，医生可结合病理诊断信息为患者拟定后续治疗意见，是一种极好、精准、微创的乳腺疾病诊断和治疗方法。

立体定向活检

适用于如下乳腺 X 线影像检查显示的乳腺异常：可疑的肿块；微小的簇状钙化；乳腺组织结构变形；组织变化异常区；新生的钙沉积在曾做过手术的部位。

超声引导下乳腺活检

适用于如下乳腺超声检查显示的乳腺异常：可疑的肿块；乳腺组织结构变形；组织变化异常区。

两者的主要区别在于超声影像引导下的乳腺活检针对乳腺组织较薄或小，术前超声影像清晰，更适用于位于乳头下方或接近胸壁和手臂的乳腺病变的穿刺活检。可以避免损伤周围重要的脏器、血管和神经，没有电离辐射的伤害，操作简便，手术成本低。X 线影像数字立体定位活检针对乳腺组织厚或大、细小钙化成像分辨清晰或超声不能探及的乳腺异常病变，相对穿刺乳腺组织量多，有少量的电离辐射，操作要求相对复杂，手术成本高。

MRI 影像引导下的乳腺穿刺活检

该技术也是一种安全、准确发现乳房异常病变的微创诊断技术，虽然设备技术要求高，开展费用高，但也正在逐年增加。与 X 线影像引导和超声影像引导下的乳腺穿刺活检相比，更适用于影像 BI-RADS 类别 4 和 5 以及个别病例（如高危患者或保乳治疗后）的 BI-RADS 3 的 MRI 检查结果病例。

TIPS

> 三种不同的影像引导活检技术各有特点，选择时应掌握适应证。

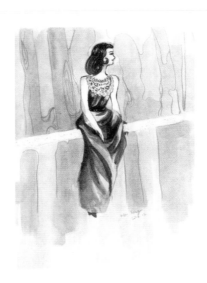

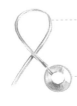

13 定位活检细细讲

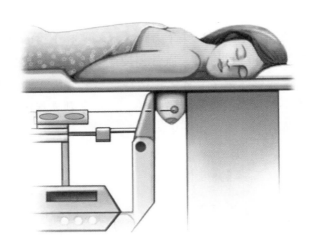

X 线摄影引导下乳腺活检

乳腺断层摄影术是乳腺 X 线检查的一种高级形式，是使用低剂量 X 线检测乳腺的特殊类型的乳腺三维成像技术。X 线数字摄影立体定位的乳腺穿刺活检需要使用乳腺 X 线数字摄影机、辅助计算机成像系统、立体定位穿刺针和真空辅助装置，整个过程由肿瘤放射科医生操作，放射科护士配合，一般 1 小时内就可以完成，每一步操作都十分严谨精确。

具体过程如下：

• 门诊预约，肿瘤放射科医生与患者谈话，告知手术过程，患者签字。

• 护士替患者摆体位（侧躺位、俯卧位或坐位），摄像夹板固定需要手术一侧的乳房。

• 一个摄影单元矩形框架在乳房定位上方或侧方，产生低剂量的 X 线束，从不同的角度在电脑屏幕生成清晰的图像。

• 确认患者体位固定，放置乳腺 X 线立体定位针，计算机利用两个不同角度的定位 X 线摄片，传输图像到计算机，分析并确定准确的进针位置。

- 放射科医生通过屏幕查看定位影像和穿刺针在影像的位置并调整，生成坐标信息发送到活检穿刺装置。

- 护士消毒穿刺部位，医生在穿刺部位注射局部麻醉药，皮肤定位穿刺点用手术刀切一小口，定位针尾部接上真空辅助装置。

- 使用计算机坐标，放射科医生通过皮肤小切口插入空芯穿刺针，然后进入病变部位的坐标位置。

- 采样前乳腺计算机图像再次证实，通过真空动力和旋转，用压力抽吸组织进入针孔，收集多条组织样本。

- 组织切除后，X线摄影计算机系统将再次摄片确认有否移除病变，确认后移除穿刺针，关闭真空压力装置，活检部位放置标记物。

- 护士在患者皮肤伤口处用敷料覆盖，并留置一次性冰袋外敷。

超声影像引导下乳腺活检

超声扫描仪由计算机和电子设备、视频显示屏和传感器组成，通过高频声波信号扫描体内组织。超声扫描是探查乳房组织的一个很好的检查方法。超声影像引导下乳腺活检是一种通过超声扫描引导的微创手术，可帮助确定乳腺肿块或异常，并在显微镜下检查组织样本的性质。整个过程由超声波扫描仪、传感器和穿刺设备完成。

具体过程如下：

- 门诊预约，外科医生与患者谈话，告知手术过程，患者签字。

- 患者仰躺在超声检查台上或稍偏向超声医生一侧。

- 超声医生将超声传感器探查乳房，并定位病变部位。

- 外科医生在定位部位局部消毒和麻醉，在皮肤处注入活检针（细针或空芯针）。

- 超声科医生用超声探头监测病灶部位，外科医生将针插入并推进病灶部位。使用3种方法获取病变组织：①细针穿刺：细针注射器取液或细胞群。②自动弹射针芯活检装置，移动针槽和针套前进，切割组织并保持在槽内，重复 3~6 次。③真空辅助装置，通过压力并旋转抽取乳腺组织进入针孔取样盒，更多的样本组织从病变组织收集，一般取 5~10 个样本。

- 穿刺活检中，超声引导插入导丝定位帮助外科医生的手术活检。

- 放置标记于活检部位以备未来治疗之用。

- 完成组织抽取，皮肤的开口处用敷料覆盖，压迫止血。

影像引导下的乳腺穿刺活检技术是医学在癌症诊断和治疗领域的技术革新，是癌症治疗的精准、个体、综合、精美等需求而发展的技术。

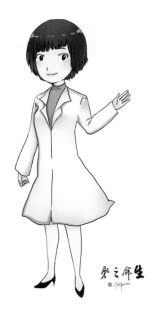

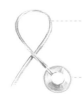

14 佩吉特病当鉴别

佩吉特病

佩吉特病（Paget 病）又称乳头乳晕湿疹样癌，分为乳腺佩吉特病（MPD）和乳腺外佩吉特病（EMPD）。1874 年近代病理学之父 James Paget，首先描述了发生于乳头的乳腺 Paget 病和发生于骨骼的 Paget 骨病，并以他的名字命名。1889 年 Crocker 报道了首例累及阴囊和阴茎的乳腺外佩吉特病。

Paget 生活在 19 世纪，是英国外科医生和病理学家，他与 Rudolf Virchow 一起被视为科学医学病理学奠基人之一。他的著名作品包括肿瘤讲座（1851 年）和外科病理学讲座（1853 年）。

乳腺佩吉特病属于非浸润性乳腺癌，表现为乳房皮肤湿疹、乳头皮肤瘙痒、乳头红斑，表面伴渗出、结痂或脱屑，甚至出现溃疡。乳腺外佩吉特病多发生于外阴、阴囊、腹股沟、腋窝、肛周或外耳道等处。显微镜下可见病灶中特异的 Paget 细胞，所以诊断主要依靠病变部位活检的病理学检查。

乳房皮肤湿疹

乳房皮肤湿疹病因复杂，发病的相关因素可能是内在的，或是外在的，往往不易明确。常常考虑为由外部各种侵袭所致的过敏、乳房内部的慢性感染以及消化系统功能障碍、内分泌及代谢改变、精神紧张抑郁和过度疲劳等所致，一般认为与变态反应有一定关系。其表现有炎症、瘙痒、迁延等，年轻女性多发。中医认为是饮食失节伤及脾胃，致使湿热内蕴，浸淫肌肤；或因素体虚弱、脾虚不运、湿邪留恋、肌肤失养所致。乳房皮肤湿疹不是遗传性疾病，但往往有一定的家族倾向，这可能与遗传的过敏体质有关。

乳腺湿疹样癌

乳腺湿疹样癌很少见，是乳头皮肤的恶性肿瘤，一般病史长，病情发展缓慢，病因多认为与慢性病毒感染有关，有家族遗传史。以一侧乳头、乳晕区刺痛、瘙痒、皮肤湿疹、红斑、结痂为特征，患者无法通过触诊摸到肿块，但常伴有乳房内的浸润性乳腺癌和乳腺原位癌，平均发病年龄为 60 岁左右。乳房湿疹多为双侧，局限于乳晕区而乳头正常。如经过一些时间的治疗，未有好转，并有加重趋势，则可能为乳腺佩吉特病。细胞学和病理学检查可以鉴别。

TIPS

> 细胞学检查是无创的检查，一般先揭去皮损部位的痂皮，清除分泌物后，再做细胞印片，如果伴随有乳头溢液的症状，还应该做溢液涂片检查，多次细胞学检查有助于提高诊断准确率。

> 细胞学检查确诊率较低，细胞学检查阴性不能排除此病。

> 病损皮肤的全层活检是最可靠的确诊方法，切取少许全层病损皮肤做病理检查，如果病理检查阳性就可以百分百确诊了。

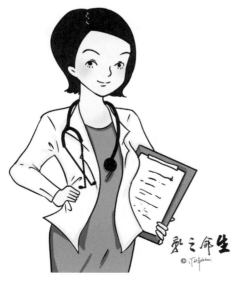

高度怀疑乳腺佩吉特病或伴有乳头溢液的患者，还要详细检查乳腺内组织，通过乳腺影像学检查排除乳腺内可能病变，必要时需病理学检查以明确诊断。

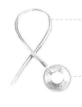

15 治疗方案个体化

针对乳腺癌的治疗手段多样，最主要和成熟的方法有五类：外科手术、放射治疗、化学治疗、内分泌治疗、靶向治疗，其中外科手术和放射治疗是局部的治疗方法，而化学治疗、内分泌治疗和靶向治疗是全身治疗的方法，医生会根据每个乳腺癌患者的不同特点选择和运用这些方法。给予患者一种或多种的单一或联合的方案，目的是为寻求最佳的治疗效果，这就是乳腺癌的个体化治疗。每个乳腺癌患者的治疗方式都不完全相同，需要量体裁衣，量身定制。

乳腺癌的手术方式有多种，主要有：乳腺癌保乳手术、单纯乳房切除术、乳腺癌改良根治术、乳腺癌根治术、乳腺癌扩大根治术等。不论采取何种手术方式，关键是如何在最好的治疗效果和最少的并发症之间权衡利弊。越来越多的外科医生认同这样的观点，也越来越多地采用最小、最美观的手术方式，从而使更多的乳腺癌患者获益。不仅治愈乳腺癌，而且美丽依旧。经过多年的临床探索，正如Fisher医生提出的乳腺癌已被认为从患病的开始就是一种全身疾病，肿瘤一旦出现，就可能已经开始在人体各处转移。局部切除乳腺癌，范围或大或小，与患者生存期长短没有直接关联，患者的病死率和生存率与乳腺癌本身的特性有关。

最早开展的乳腺癌手术是乳腺癌根治术，切除患癌的一侧乳房、腋下淋巴结、胸肌甚至肋骨以防止复发，该手术方式认为切除的范围越多越广，乳腺癌的治疗效果越好。尽管现在仍有一些患者进行全乳房切除，但这是患者本身的癌的进展而不得不切除乳房。保乳的乳腺癌治疗方法已经越来越成为当前的主流，它只切除癌细胞及周边部分正常组织，随后配合放射治疗、化学治疗、激素治疗等，部分患者同样也可以获得很好的疗效。

乳腺癌和大多数癌症一样，是有复发危险的。一般来说，为防止复发，手术后会继续进行放射治疗、化学治疗、激素治疗和靶向治疗等。手术后给予治疗以降低复发风险的过程称为辅助治疗。术后进行最长时间的治疗是激素治疗。进行激素治疗，是考虑到对隐藏于身体某处的乳腺癌细胞的生长进行抑制，以保护健康和保全生命，激素受体阳性乳腺癌患者可从中获益。靶向治疗是近 20 年出现的癌症治疗手段，是针对 HER2 阳性女性乳腺癌患者的一种特异性治疗手段。

TIPS

> 关于治疗的选择，你可以向你的医生提问：
- 我的治疗选择有哪些？你的建议是什么？为什么？
- 我的肿瘤转移了吗？是几期？每一种治疗有什么优点和缺点？
- 每一种治疗有什么风险和可能的不良反应？如何应对这些不良反应？
- 我要如何准备去接受治疗？我是否要住院？如果是，需要住多长时间？
- 整个治疗需要花费多少？医保和保险可以支付多少？
- 治疗会影响我现在的生活吗？我能工作吗？是否要改变饮食？
- 如果不治疗有危险吗？有什么后果？
- 是否要考虑参加临床研究试验？哪个试验适合我？

决定治疗之前，知情同意是前提，医者积极与患者沟通是必需的。医生会先提出几种治疗方案，听取患者意见并进行充分交流，患者也可以听取第二意见的治疗方案，然后选择适合患者的最佳方案。影响乳腺癌治疗方案选择的重要因素包括：分期、激素受体的表达、HER2 的表达、遗传基因的检测结果、年龄、月经状态、全身情况、生活习惯、药物的耐受性及不良反应、心理、经济状况等。

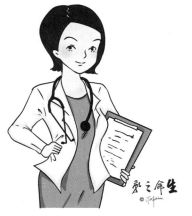

我的病友，也是我的战友，也可能成为我的朋友。我们面对同一个麻烦，是乳腺癌带给我们的麻烦，与乳腺癌的作战，我们并肩同行。

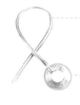

16 全切保乳各优劣

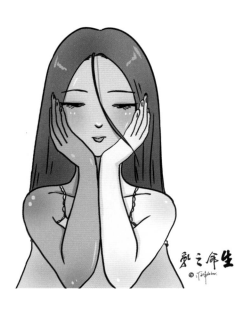

　　如果患了乳腺癌，关于乳腺癌外科手术方式的选择，许多女性可能知之甚少。乳腺癌手术的类型有很多种，如：切除带肿瘤的部分乳房（肿瘤切除术或乳房保留手术）、整个乳房（乳房切除术）、部分或全部的腋淋巴结以及部分胸肌。是否要全部切除乳房或保留乳房，保留多少？患者需要知悉，并寻求专业医生的支持和讨论手术方式的选择，然后决定什么手术是合适和正确的。

乳腺癌手术方式的发展过程

　　19世纪70年代乳腺癌的主要手术方式是根治术，但接受乳房根治术的乳腺癌患者仍有超过1/3的患者复发。Fisher医生提出挑战根治术的科学假设，认为癌细胞可能很早就从原生地脱离并通过血液或淋巴系统转移到体内较远的部位，非有序转移。乳腺癌是一种全身疾病，对于扩散的患者，根治术无效，对于无转移的患者，肿块切除术可行。通过对两种手术治疗结果分组研究得出结论：切除乳房的女性并不比只切除肿块的女性寿命更长，两者生存率相近，多切除并非意味着多治愈。

随着乳腺癌患者发病的年轻化，乳腺外科的手术治疗方法也发生了巨大的变化，经历了根治术、扩大根治术、改良根治术和保乳术几个阶段。目前改良根治术、全乳切除术和保乳术在临床上常用，保留了大部分的患肢功能及胸廓外形。改良根治术分为Ⅰ、Ⅱ式，Ⅰ式主要适用于淋巴结无明显转移的Ⅰ、Ⅱ期乳腺癌，且胸大肌未受累者。Ⅱ式适用于腋窝淋巴结有较多转移和明显肿大，与胸大肌无粘连的临床Ⅰ、Ⅱ期乳腺癌。

如何选择保乳术和全乳切除术

大多数的原位癌和早期乳腺癌的女性患者都将面临手术治疗的选择。当在决定要接受何种手术时，需要做全面的考虑。乳房肿块切除手术是把肿瘤和肿瘤边缘附近的一些正常组织切除，这些正常组织叫做手术切缘。在乳房肿块切除术后，患者几乎都需要接受放射治疗，这种综合治疗叫做保乳治疗。全乳切除术是把大部分或整个乳房切除。需要了解的非常重要的一点是，保乳术和全乳切除术对治疗原位癌和早期乳腺癌同样有效。

保乳术和全乳切除术的优缺点

术式	优点	缺点
全乳切除术	• 重建整个乳房 • 虽然不能和保乳治疗那样保留乳房的手感，但复发率较低 • 需要放射治疗的概率低	• 失去整个乳房 • 术后复原时间更长 • 与保乳治疗相比，创伤更大，手术并发症可能会多一些
保乳术	• 保留下的皮肤和外形看起来比较自然 • 乳房仍能有手感，因为不是所有乳腺组织都被切除 • 术后复原快	• 双乳的形状可能不对称 • 需要术后放射治疗，有放射治疗的副作用 • 乳房肿块切除术有可能无法把全部导管原位癌细胞清除，所以有可能需要进行第二次手术或局部复发

TIPS

> 在乳腺癌保乳术和全乳切除术之间选择需考虑的因素：
> • 肿瘤大小。
> • 肿瘤位置。
> • 肿瘤类型。
> • 乳房因外科手术的改变对患者的影响。
> • 外科手术以外的药物治疗和放射治疗。

手术是治疗乳腺癌的主要手段，至于是选择全乳切除术还是保乳术，乳腺外科医生会根据患者的客观病情及主观意愿，综合考虑术前、术后的情况，帮助患者选择个体化的手术方案。

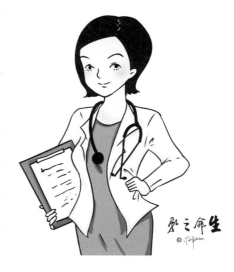

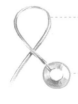

17 求愈寻美保乳术

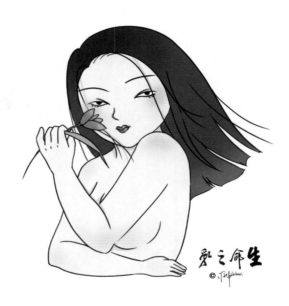

乳腺癌保乳术也被称为局部乳房切除术，切除带周边少量正常组织的肿瘤，保证周围正常组织边缘无肿瘤累及。目的是尽可能保留更多的正常乳腺组织而切除肿瘤组织。当为浸润性乳腺癌，一个或更多腋下淋巴结会被切除，用以判断肿瘤是否有淋巴结转移，所以保乳术常常要做前哨淋巴结活检术和腋窝淋巴结清扫术。

乳腺癌保乳术包括乳房肿瘤切除术、保留乳头和乳晕（皮肤）复合体乳房切除术、部分乳房切除术、乳房象限切除术，这些手术都是切除带肿瘤部分的乳房，不是全部乳房。对一些预后好、复发风险低的早、中期乳腺癌来说，研究证实保乳术加放射治疗和全乳切除术有相同的治疗效果。

乳腺癌保乳术过程

- 一般准备和心理准备，包括全身检查、乳房影像学检查（钼靶 X 线、乳腺超声、磁共振、乳腺诊断正电子发射断层成像系统）和病历采集签字。

- 由外科医生在放射科医生和超声科医生协助下做乳腺肿瘤穿刺，取少量肿瘤组织。

- 病理科医生将肿瘤标本固定、染色、切片、显微镜下观察癌细胞形态，给出乳腺癌的病理报告。

- 外科医生联合肿瘤科医生、病理科医生、影像科医生、整形外科医生等的团队讨论，根据肿瘤的分期和病理诊断结果选择保乳术的方法和辅助的治疗。

- 肿瘤科在保乳术前可给予术前新辅助化学治疗、新辅助内分泌治疗或靶向治疗，缩小肿瘤，也可在保乳术后辅助化学治疗、内分泌治疗或靶向治疗。

- 外科医生完成保乳术，尽可能保留正常的乳腺组织和乳腺癌原发灶周围的正常组织。一部分患者需要做前哨淋巴结活检术和腋窝淋巴结切除。

- 整形外科医生在保乳术中做一期整形手术，也在保乳术后二期做整形术。

- 保乳术中或术后，一般都需要放射治疗。

什么情况的乳腺癌患者适合做保乳术？

适合保乳术的情况包括：乳腺癌单发肿瘤离乳头、乳晕较远，原发肿瘤直径小于 2~3 厘米或新辅助治疗后肿瘤缩小至 2~3 厘米，同侧腋窝淋巴结临床诊断无转移，乳房大小与肿瘤体积比例适中，患者接受术后放射治疗。手术中部分乳腺组织连同肿瘤切除，要求切缘病理组织检查为无癌细胞，也就是切缘阴性。

什么情况的乳腺癌患者不适合做保乳术？

不适合保乳术的情况包括：原发肿瘤直径大于等于 5 厘米或多灶弥漫性乳腺癌，或新辅助治疗后肿瘤缩小不明显，同侧腋窝淋巴结临床诊断有转移，有放射治疗禁忌证或不接受放射治疗，同时施行乳房重建术。

许多乳腺癌患者都担心保乳术后，是否还有残留的病灶或者是否在治疗后还会复发。乳腺癌治疗后的复发率由很多因素所决定，主要包括肿瘤的分期、病理类型、患者的年龄、家族史和患者所选择的治疗方式，同时也存在着很大的个体差异。

保乳手术基本理念和重要原则是要彻底清除肿瘤，既治愈癌症，又保留乳房的美丽。根据乳腺癌患者的具体情况来进行分析，即选择个体化的手术治疗方案。例如患者的肿瘤偏大，新辅助治疗后降期，再评估有没有保留乳房的机会，如果有机会保乳，就选择保乳术，如果没有达到标准，那么才做全乳切除术。

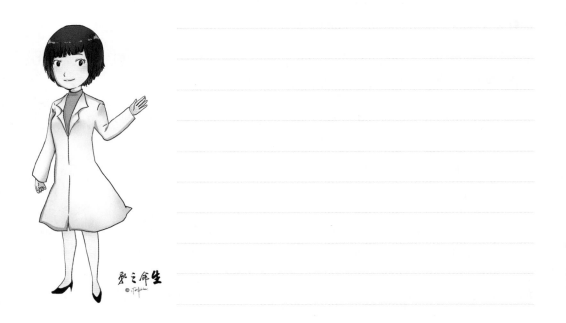

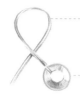

18 恰似哨兵守前线

当被确诊为乳腺癌，医生和患者最想知道答案的问题是"癌症扩散了么？"，要回答这个问题就需要患者接受进一步的检查评估，全面了解患者肿瘤的分期和分类，也有利于临床医生制订相应和有效的治疗计划。如果腋窝淋巴结出现肿大或者存在异常，外科医生大多会怀疑患者有腋淋巴结转移，会推荐包括腋窝淋巴结清扫术的乳腺切除术，而前哨淋巴结活检术也是患者可选择的接受进一步检查评估的外科手段之一，它能够帮助临床医生了解癌症的扩散程度，了解患者是否需要接受更大范围的手术。

前哨淋巴结、前哨淋巴结活检术与腋窝淋巴结清扫术

淋巴结是分布在全身各处的微小组织，在生理状态下，能够帮助机体清除体内细菌和毒素。什么是前哨淋巴结？前哨淋巴结是乳腺淋巴流动的第一站淋巴结，一旦癌细胞离开器官或原发灶，并开始迅速向周围扩散或蔓延到身体其他组织，前哨淋巴结是体内第一个和癌细胞接触的淋巴结，恰似哨兵，守卫着癌细胞外侵的淋巴通道，如果癌细胞从原发灶外侵，并沿着乳腺淋巴网转移，那么前哨淋巴结也是癌细胞最容易累及的淋巴结。通过前哨淋巴结活检，临床医生可以比较准确地评估腋窝淋巴结的整体情况。如果前哨淋巴结活检为阴性结果，即无癌细胞累及，那么腋窝的其他淋巴结也被认为无癌细胞转移。

前哨淋巴结活检术是一种微创手术。在活检过程中，临床医生向肿瘤原发灶注射放射性同位素或蓝色染料，或者两者均注射。注入体内的放射性同位素或者蓝色染料经过原发灶将流入前哨淋巴结中，外科医生有技术通过色素法寻找引流淋巴管准确找到被蓝染的前哨淋巴结，如果采用的是放射性同位素法，那么伽马射线探测仪可以帮助外科医生识别前哨淋巴结。一旦识别前哨淋巴结，外科医生会摘除这个淋巴结（有时是几个相邻的淋巴结）。

摘除下来的淋巴结经显微镜下观察和病理学检查，可评估乳腺癌患者的疾病情况。如果前哨淋巴结发现了肿瘤细胞的累及，那么患者需要接受全腋窝淋巴结的清扫手术，更多的淋巴结需要摘除以检查癌症的扩散。如果前哨淋巴结未发现癌细胞的累及，那么患者不需要接受腋窝淋巴结的彻底清扫手术。前哨淋巴结活检相比大范围的腋窝淋巴结清扫，其手术创伤较小，患者术后恢复情况较好，术后的疼痛发生也较少。

一些临床研究结果也表明，前哨淋巴结活检可以较准确地检测癌细胞是否转移出乳腺。其他的腋窝淋巴结是否也受到肿瘤的累及，准确率大于96%。长期随访的结果已证明，前哨淋巴结活检的准确性可以指导乳腺癌外科治疗策略。患者可以咨询主治医生，讨论前哨淋巴结活检是否适合自己的病情。

如果前哨淋巴结活检术发现癌细胞已浸润淋巴结，那么患者应该接受腋窝淋巴结清扫术。腋窝淋巴结清扫术可以在前哨淋巴结活检术之后进行，以便判断有多少腋窝淋巴结受到癌细胞的浸润，有助于准确评估乳腺癌患者的肿瘤分期。腋窝淋巴结清扫术一次性切除腋窝的多个淋巴结，手术需要围绕腋窝的血管和神经组织进行大清除。由于手术复杂、创伤较大，接受腋窝淋巴结清扫术的患者相比接受前哨淋巴结活检术的患者更容易发生持续性的术后副作用。如：手臂肿胀和手臂麻木、手臂运动受限、肩关节运动受限、血清肿、腋窝痛、需要术后康复治疗。

哪些患者适合做前哨淋巴结活检术？

• 经过病理学检查确诊为浸润性乳腺癌，临床辅助检查评估为淋巴结未转移的患者。在手术前都应该咨询主治医生，是否可以采用前哨淋巴结活检的技术替代腋窝淋巴结清扫术。

哪些患者不适合接受前哨淋巴结活检术？

• 明确诊断已经有腋窝淋巴结转移的乳腺癌患者，不适合采取前哨淋巴结活检术，手术中应该接受完整的腋窝淋巴结清扫术。

• 接受了开放式手术活检或者肿块切除的患者也不适合做前哨淋巴结活检术，因为这些患者的局部淋巴循环已经被破坏，与正常的生理情况不相同了，这些患者的前哨淋巴结相应也比较难找到。

• 原发灶体积较大的乳腺癌患者应该在手术前与主治医生商讨是否可以进行新辅助化学治疗，缩小肿瘤原发灶体积，而后再接受乳腺原发灶和腋窝淋巴结引流区的手术。这些患者一般也不适合做前哨淋巴结活检术。

前哨淋巴结活检术如同乳腺癌保乳术，在乳腺癌治疗中的成功应用是乳腺癌外科治疗的里程碑进展，证明并非大范围的传统乳腺癌根治术一定就好。小相对于大，少就是更多，在某种程度上，获得了相当的甚至更多的益处，至少患者手术后的不良反应在主观感受和客观表现上都大大地减少，生活质量也获得较大的提高。

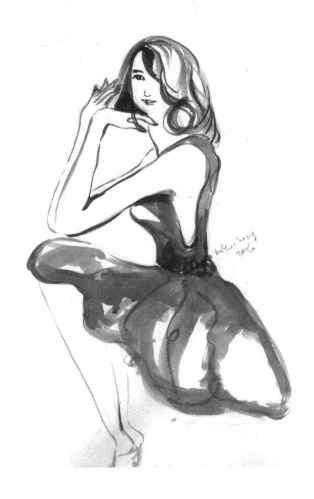

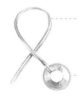

19 切除重建欲完美

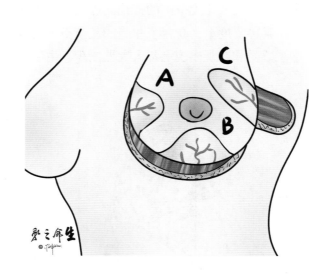

乳房重建术是指将假体植入或自体组织植入缺失的乳房组织部位，使其接近恢复至原来的形态。一部分女性患者因乳腺癌或其他乳腺问题在乳房部分切除术或全乳切除术后选择乳房重建术；一部分女性患者则不能选择或不愿意选择乳房重建术，而只佩戴义乳或什么都不做。乳房重建术不同于一般的隆胸。通常乳房重建术是安全的，但凡是手术都有风险，有关重建手术的选择和有可能出现的风险和并发症，请与手术医生就这些选项进行沟通。乳房重建术需要肿瘤外科医生和整形外科医生合作完成。

体积易位术

当部分乳腺组织因乳腺癌行保乳手术被切除，剩余的乳腺组织转移至切除术后留下来的乳房空缺而填补，称为体积易位术。通常在外科医生完成乳房肿块切除手术后即刻施行，这基本保留了乳房的自然形态。体积易位术相对损伤小，不使用植入假体，但就双侧乳房对称性和乳房的体积容量不尽完美。

假体植入和自体皮瓣乳房重建术

当乳房因乳腺癌选择全乳切除术时，会有两种情况：

* 保留乳房皮肤的全乳切除术，仅切除乳头、乳晕和活检位置附近的皮肤，也可保留乳头和乳晕。随后可以立刻做乳房重建术，或假体移植，或组织皮瓣移植，称为一期重建。手术瘢痕比较小，乳房在重建术后仍呈现比较自然的形状。

* 乳腺癌根治手术，即不保留乳头、乳晕和皮肤的全乳切除术，可以选择在任何时间接受乳房重建术。可以一期重建，也可以在乳腺癌手术之后数月甚至数年，再做乳房重建术，称为二期重建。重建手术需要更多的组织皮肤去填补。手术瘢痕比较大，创伤也较大。

Ⅰ～Ⅲ期乳腺癌患者均可以做乳房重建术。如果患者选择了乳房重建术，需要有充分的心理准备，并术前就乳房切除手术和重建手术的方法、时间、优缺点，以及可能出现的风险、术后的身体改变等，与外科医生和整形外科医生讨论，详细了解治疗方案，医生会根据乳腺癌患者的具体情况和意愿来选择。一般手术的类型、治疗的方法、患者的体型是选择合适的乳房重建术的 3 个因素。主要有两种整形技术用于乳房重建：一种是假体移植，另一种是自体移植。

假体植入重建

乳房可以通过假体植入达到重建的目的。假体植入是指把装有生理盐水和 / 或硅凝胶的囊体植入乳房皮肤和肌肉下。在保留乳房皮肤的全乳切除术后，可以一期植入假体。不保留乳头、乳晕和皮肤的全乳切除术，假体植入之前，会先使用皮肤扩张器埋置于胸部皮肤下方，扩张和延伸皮肤肌肉，3 个月内每隔 2~3 周对扩张器容量进行扩充，直到形成足够的腔隙后，再植入假体。

自体皮瓣重建

这种乳房重建术使用的是自己身体的组织，称为"自体皮瓣"。整形外科医生使用患者自身身体部位如腹部、臀部或肩胛骨下的组织重建乳房。有些皮瓣离断血管，完整地从身体部位转移到胸部，并与胸部血管吻合，称为游离皮瓣；其他皮瓣则带原来部位的血管转移到胸部并缝合，称为带血管蒂皮瓣。

TIPS

> 常用的自体皮瓣类型：背阔肌肌蒂皮瓣、腹壁下动脉穿支皮瓣、横位腹直肌肌皮瓣、臀部动脉穿支皮瓣。

> 自体皮瓣存在的风险：组织坏死、脂肪坏死形成肿块、肌肉无力造成的肌疝。

假体和自体皮瓣共用重建

乳房重建同时运用假体植入和自体皮瓣移植。通常是自体皮瓣组织体积不足时，使用假体植入，有助于更好地重塑乳房。在任何乳房重建术中，可能需要对另一个正常的乳房进行重塑手术，使之与重建乳房在大小和形状上对称。

乳头再造术

许多女性选择乳房重建术并行乳房切除术。有些女性能够通过乳头保留乳房切除术保留乳头。对于不能保留乳头的女性，乳房重建后，可以再造缺失的乳头。乳头再造术中，整形外科医生使用外阴、大腿内侧或另一个乳头的组织进行再造，乳头和乳晕也可通过选择文身恢复原来本色。

假体移植是比较简单的整形手术，只要将人工假体植入胸部缺失处，但后续会出现一部分的并发症；自体移植是将自身的组织取下，再移植入胸部缺失处，是更复杂的整形手术，需要较长的手术时间，但再造后的形态会更自然，效果持久。

许多乳腺癌患者都担心乳房重建术会增加乳腺癌复发的风险，长时间的随访和临床研究证实其是安全的，满足切除乳腺女性的整复之求和爱美之心。目前没有证据显示假体植入会导致乳腺癌复发和其他疾病的发生。

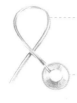

20 外科手术欲何施

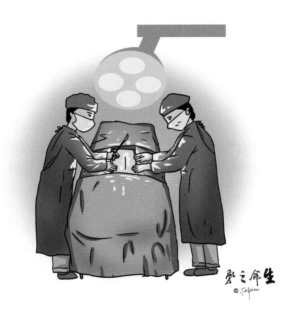

当乳腺癌被早期发现时，癌细胞还未转移扩散，外科医生或许可以一刀除疾。然而，大多数的侵袭性乳腺癌被诊断时，微小的扩散转移或许已经发生，人体的免疫系统或将全力去识别并消灭扩散转移的癌细胞。当自体的免疫系统不能将癌细胞消灭时，手术切除病灶并不等于消灭体内转移的癌细胞。

乳腺癌治疗模式已经转变为从过去以外科手术为主，放射治疗和化学治疗为辅，到现今化学治疗结合靶向治疗和内分泌治疗逐渐居于主导地位，而手术治疗与放射治疗并重为辅。一方面，医生通过不同的诊断方法推断仍有癌细胞存留的其他部位，使用系统性的治疗方法（包括化学治疗、靶向治疗或内分泌治疗）消灭这些存留的微小癌细胞；另一方面，局部的外科手术和放射治疗手段，则被用来应对乳房里残留的癌细胞。

乳腺癌的手术方式

• 乳房部分切除术：也称为保乳手术，包括乳腺肿瘤切除术、乳腺象限切除术。乳腺肿瘤切除术仅切除肿瘤和周围部分乳腺组织，切除范围小，有残留癌细胞的可能性较高；乳腺象限切除术是在肿瘤周围 2~3 厘米的安全范围，以乳头为中心，呈扇形的一个象限切除，切除范围大，残留癌细胞可能性更低，但乳房的外形发生改变。

- 乳房切除术：切除患侧整个的乳腺组织，包括乳头、乳晕、保留在乳房下的胸肌。有时乳头和乳晕皮肤也被保留，称为皮下全乳切除术，是为乳房的即时重建而采用的手术方式。

- 乳腺癌改良根治术：切除患侧乳房与患侧的腋下淋巴结，保留胸大肌和胸小肌。为了方便清扫胸大肌和胸小肌间淋巴结，有时只保留胸大肌，而切除胸小肌。保留胸大肌和胸小肌的是 Auchincloss 手术，只保留胸小肌的是 Patey 手术。如同时做乳房重建术，因为已经切除乳头和乳晕，会先再造乳房，之后再行乳头和乳晕的重建。

- 前哨淋巴结切除术或腋窝淋巴结清扫术：如果乳腺癌活检证明癌细胞已扩散浸润至乳腺导管外，在施行乳腺肿瘤切除和乳房切除的同时，需要行腋窝淋巴结活检或清扫。淋巴结是否有癌细胞预示着将来出现远处转移的危险性，是全身治疗的重要依据。前哨淋巴结活检术是一种微创的手术方式，可以避免腋窝淋巴结清扫术引起的乳房淋巴水肿。

- 乳房重建术：在乳房切除术和乳腺肿瘤切除术后，有一部分患者选择重建乳房。重建可以与切除肿瘤的手术同时进行，称为即时重建（一期重建）；也可以在几个月至几年后进行，称为延时重建（二期重建）。延时重建时，患者度过了最易复发的时期，比较安心。有些女性也会选择不重建或假乳。

- 预防性乳房切除术：乳腺癌的高危人群为预防患乳腺癌的风险而选择切除乳房。

根据癌症分期和患者的个体差异，手术切除范围和手术方法的选择会有很大的不同；结合手术后治疗方式的不同，也会不同。

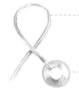

21 一刀除疾谁可求

伴随乳腺癌治疗理念的进步和模式的转变，外科医生的思考模式也在转变。乳腺癌手术要怎么做？乳腺癌患者应选择何种乳腺癌手术？乳腺癌手术方式的选择常根据乳腺癌的分期（分0、Ⅰ、Ⅱ、Ⅲ、Ⅳ期）和病程进展（早、中、晚）情况，主要依照肿块大小、淋巴结的转移、有无向脏器的远处转移等进行分期，并结合肿瘤病理（激素受体表达、HER2表达、Ki67表达、组织类型等）、有无绝经、术前和术后的辅助治疗以及患者意愿等。

0 期乳腺癌的外科治疗

0期乳腺癌属于极为初期的非浸润性癌阶段，仅限于乳腺导管和乳腺小叶内，也就是乳腺原位癌。通过视触诊、乳腺X线摄片和超声检查都无法找到肿块，有时只见X线摄片上一些细小钙化。此阶段也没有向淋巴结和远处转移。Paget病属于此阶段。可以行全乳切除术或乳房肿块切除术加术后放射治疗。乳房肿块切除术（保乳术）是把肿瘤和肿瘤边缘附近的一些正常组织切除，这些正常组织叫作手术切缘。在乳房肿块切除术结束后，患者几乎都需要接受放射治疗。一些原位癌不仅仅是局部肿瘤，更见X线摄片上范围广泛的细小钙化，可以行整个乳房切除的全乳切除术。一部分患者术后需接受内分泌治疗。

Ⅰ 期和 Ⅱ 期乳腺癌的外科治疗

乳房肿块切除术和乳房切除术是两种主要的外科手术。乳房切除术分全（单纯性）乳房切除术，加前哨淋巴结活检术或腋窝淋巴结清扫术。如果乳腺肿瘤大于2厘米，为乳腺癌Ⅱ期，建议在接受乳房肿块切除术之前，先使用一些治疗方法（包括化学治疗、靶向治疗、内分泌治疗）来缩小肿瘤的体积。使用抗癌药物以达到上述目的的治疗叫做新辅助（或术前）治疗。为了解癌细胞是否已经扩散到腋窝的淋巴结（腋下淋巴结），需要体检和腋下淋巴结的超声检查。如果体检或超声检查结果显示有癌细胞转移可能，那么就需要腋下淋巴结的手术活检。当肿瘤有了足够程度的缩小，就可以进行乳房肿块切除术。

Ⅲ期乳腺癌的外科治疗

如果在术前已经接受了新辅助治疗，需评估肿瘤对该治疗的反应，再选择手术方式。根据治疗效果和其他因素，可建议保乳治疗。比起其他Ⅲ期乳腺癌患者，保乳治疗更多用于 $T_3N_1M_0$ 的患者，也就是Ⅲ A 期乳腺癌（肿瘤小于 5 厘米且腋下淋巴结转移无远处脏器转移）。如果新辅助治疗无效，需根据癌的特征和其他因素更改治疗计划。在乳房肿块切除术时，发现手术切缘阳性，也就是有癌细胞残留，则需要行全乳切除术。如果是 $T_3N_1M_0$ 的Ⅲ期乳腺癌患者，无论有没有接受过新辅助治疗，都可以接受全乳切除术。如果尚未接受新辅助治疗，则手术后需要接受辅助化学治疗。临床Ⅲ A 期乳腺癌患者，也推荐在新辅助化学治疗之前接受癌症扩散至腋部的第一站淋巴结活检（前哨淋巴结活检术）。如果没有发现癌细胞，重新将肿瘤分期评估为Ⅱ期乳腺癌。如果通过前哨淋巴结活检发现腋窝淋巴结转移，则需要行腋窝淋巴结清扫术。Ⅲ B 期的乳腺癌侵犯至胸壁，一般可先术前化学治疗，之后施行乳腺癌改良根治术或乳腺癌根治术，术后以化学治疗、内分泌治疗和放射治疗为主。Ⅲ C 期的乳腺癌出现向锁骨下或锁骨上淋巴结的转移，此时与手术治疗相比，优先考虑全身的化学治疗、内分泌治疗、靶向治疗，随后根据全身治疗效果再选择手术方式。

Ⅳ期乳腺癌的外科治疗

Ⅳ期乳腺癌无论癌肿大小、是否有淋巴结的转移，都发生向肺脏、骨、肝脏等其他脏器的远处转移。先通过原发病灶和转移病灶的手术活检明确癌的类型是必需的，治疗以辅助的全身治疗为主。手术和放射治疗则是局部控制癌灶，不至于迅速恶化，以提高患者的生活质量和延长生存期。

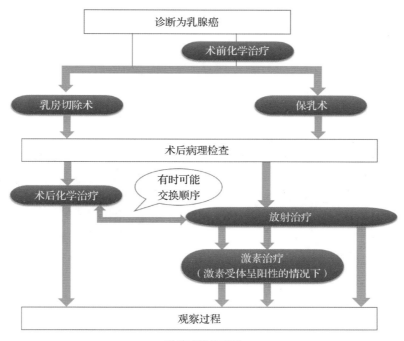

乳腺癌治疗路径

✎ 当今，乳腺癌手术模式从"可耐受的最大手术"转变为"最小有效治疗"，腋淋巴结手术模式也从"腋窝全淋巴结清扫术－除外"转变为"不做腋窝淋巴结清扫术－除非"，也就是说，根据前哨淋巴结活检术结果决定腋部手术的范围。

✎ 术式除了局部和全部切除之外，更增加了预防重建整形的理念，使术式趋向更精美、更优化，这是乳腺癌个体化治疗和综合治疗理念的完美体现。

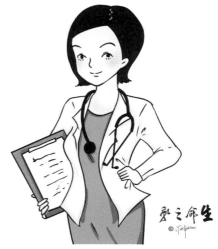

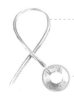

22 肿瘤边缘看分明

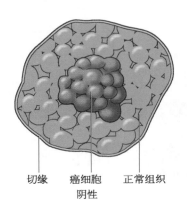

切缘　癌细胞　正常组织
　　　　阴性

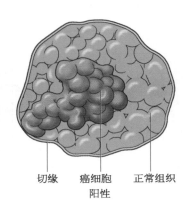

切缘　癌细胞　正常组织
　　　　阳性

　　乳腺癌手术治疗的根本，就是尽可能切除并切净乳房中的癌肿。以癌肿为中心，并切除周围组织，切除范围依据肿瘤大小和病程、病情而定。然而，无论接受的是乳房切除术或是肿瘤切除术加放射治疗，都不能保证肿瘤局部不复发。许多患者和家属总是以为，如果通过手术把乳房全部切除，乳腺癌就永远不会再来，这是一个错误的认识。

如何达到局部控制，不复发？

　　研究发现，要使肿瘤不复发，最重要的因素还是手术切除全部的肿瘤。当完整切除乳房中孤立的肿瘤，是否已切净肿瘤？答案是否定的。癌症的侵袭性告诉我们，癌细胞极有可能伸出"触角"，延伸至微小的乳腺导管和乳腺小叶组织中。所以用于判断肿瘤是否已切净、是否切除了足够多组织的方法，是评估被切除包括肿瘤在内的乳腺组织的边缘，叫做切缘。如果评估切缘中没有癌的成分，就被认为切净乳房中的癌肿。基于这样的研究，保留乳房的手术是可行的，前提是乳房的其他部位没有影像学上的异常发现，而在保乳手术的过程中，需检查组织边缘没有癌细胞，也就是切缘阴性。

如何检查切缘，保证切缘绝对干净？

　　手术后切缘的检查，用于评估癌症仍然残留在患者乳房中的可能性，这种判断方式至今仍是有争议的。检查切缘主要依据肿瘤病理学检查结果，肿瘤病理的特征和诊断直接决定切缘的状况和保乳方案选择。对切缘的要求是病理学检查切缘为阴性，希望切缘距瘤缘有一条没有肿瘤组织的条形带，但究竟多宽为安全，尚缺乏循证医学证据。2005 年在意大利米兰举行的乳腺癌保乳共识会议上，大多数放射肿瘤学专家认为，浸润性导管癌的安全切缘至少为 1~2 毫米，若术中冷冻切片结果为切缘阳性或有广泛的乳腺导管内癌成分，必须再扩大切缘；若多次结果均为切缘阳性，应放弃保乳手术，改为全乳切除术。

何谓广泛的乳腺导管内癌成分？

广泛的乳腺导管内癌成分是指在浸润性导管癌中，肿瘤体积的 25% 以上是导管原位癌，且乳腺导管原位癌的分布范围超过浸润性导管癌，已扩展至周围正常的乳腺组织中。乳腺导管内癌成分的诊断需要依靠石蜡切片进一步检查，若显微镜下仅发现局灶性阳性切缘，不伴有广泛的乳腺导管内癌成分，选择保乳术也是合理的，但术后必须考虑对瘤床部位实施高剂量的照射；若伴有广泛的乳腺导管内癌成分，或不能保证瘤床放射线照射，或患者不再坚持保乳术，只能二次手术切除乳房，这是切净肿瘤的基本原则。有研究显示，为使肿瘤切缘阴性而多次切缘送检，这并不影响保乳手术的局部复发率。

即使外科手术切净了肿瘤且切缘阴性，只接受肿瘤切除术的患者未来 10 年还是会有 35% 左右的局部复发率，而肿瘤切除加上放射治疗的局部复发率是 10% 左右，而乳房切除术的局部复发率则为 8% 左右。这证明，对于大多数类型的乳腺癌患者来说，尤其是 I 期和 II 期乳腺癌患者，肿瘤切除术加放射治疗的治疗效果几乎等同于全乳切除术。

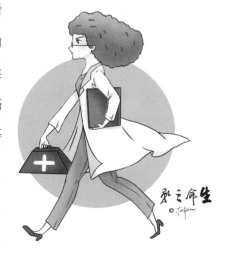

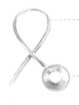

23 术遗水肿知淋巴

乳腺癌患者在经历前期得知自己患乳腺癌的紧张和恐惧之后，接着又要面对乳腺癌手术后的创伤，身体常常感到疲乏、虚弱、疼痛或僵硬，这是很常见的手术后的不良反应。经过一段时间的复原和调整，大多不良反应会缓解，但也有一部分会成为手术后遗症，这是手术治疗乳腺癌造成的无可复原的损伤，也就是所谓的手术副作用。

乳腺癌手术后的不良反应

• 感染和出血：胸部伤口的感染，皮下积液，肌肉出血。

• 疼痛和压痛：乳房被切除后皮肤紧绷的压痛，皮瓣坏死的疼痛，支配手臂和肩部的纤维神经的损伤和离断所造成的疼痛。

• 僵硬和虚弱：卧床少动的肢体的僵硬，失血和蛋白质消耗的虚弱。

• 肿胀和栓塞：切除腋下淋巴结和切断淋巴管导致的手臂和手的肿胀、沉重，卧床所致血流缓慢甚至血栓形成导致下肢的肿胀和麻木。

淋巴系统的功能和作用机制

大多数的乳腺癌手术后不良反应在很短的时间内会消失，只有淋巴水肿有时会一直存在，给患者带来麻烦和不便。要明白引起淋巴水肿的原因，先要了解淋巴系统的功能和作用机制。淋巴系统和心血管系统组成人体两大脉管系统。

心脏泵出富含氧和蛋白质的血液，通过主动脉进入人体组织和器官。静脉将含有二氧化碳的血液、未使用的蛋白质和其他废物输送回心脏，其中90%的血液通过静脉回流，剩下10%的血液则是通过被称为毛细血管的微小血管壁渗漏到周围组织中，成为组织液。组织液含有蛋白质、细胞碎片、细菌、病毒、多余的脂肪等代谢成分，通过淋巴系统回流。淋巴系统的微小脉管，称为毛细淋巴管，允许一部分液体被回收和通过淋巴管而成为淋巴液。淋巴系统没有如心脏般的泵，通过呼吸和肌肉做功，将淋巴不断地从全身流向心脏。淋巴液回流到心脏的过程中必须通过小而圆形的淋巴结，滤除细菌、废物和其他毒素。淋巴结还有抗感染的作用，在需要时发信号通知机体发起免疫反应。人体的腹股沟、手臂和颈部都有淋巴结群，还有更多的淋巴结位于胸、腹和骨盆的其他淋巴途径中。最终，淋巴液会流向颈部正下方的胸导管和右侧两条大的淋巴导管，返归血液。碎片和蛋白质已被过滤掉，淋巴液再次流入血液是安全的。

TIPS

> 淋巴系统就像是一个排泄网络，在人体中扮演着两个重要角色。其一，通过与心血管系统一起工作来保持流体的平衡；其二，通过识别毒素在免疫系统中发挥积极的作用。

> 淋巴结从身体的不同区域被移出，区域淋巴结的过滤作用就会削弱。液体失衡，免疫受损。

> 乳腺癌手术后的上肢淋巴水肿的主要原因就是切除腋部淋巴结，导致毛细淋巴管被切断造成的。

遗憾的是，淋巴水肿往往有一个渐进的过程，起始阶段发展缓慢，随着时间的推移会进展性加重。

当出现一段时间的轻度水肿症状后，中度至重度的水肿出现的风险会变得更大。

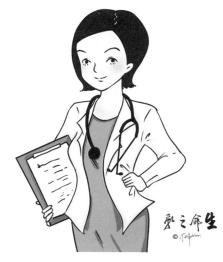

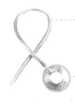

24 淋巴水肿当预防

淋巴液是一种稀薄而清澈的半透明液体，在整个人体的内循环，起着从液体中过滤废物、细菌和异物的作用，以帮助人体抵抗感染和疾病。为消灭已转移至患者腋部淋巴结的癌细胞，乳腺癌手术会切除两个或三个淋巴结（前哨淋巴结活检术）或 10~40 个淋巴结（腋窝淋巴结清扫术）。因为癌细胞最有可能首先进入邻近乳房的腋下淋巴结，它们是从乳房淋巴管转移而来的。

淋巴水肿的发生

腋窝淋巴结清扫术是指取出包含淋巴结的一部分腋窝组织，在显微镜下检查组织，可知道有多少淋巴结被移除。许多患者还需要对胸部和 / 或腋下进行放射治疗。腋部手术和放射治疗可以切断或损伤淋巴系统中的一些淋巴结和淋巴管，减慢和阻断正常的淋巴液流动，液体可能会积聚在手臂和手，并导致肿胀，这种肿胀称为淋巴水肿（水肿就是多余液体不能及时流走而聚积的现象）。

上肢淋巴水肿是乳腺癌手术和放射治疗的潜在副作用，可能发生在手部、腕部、肘肩或整个手臂，但有时会影响乳房、腋下、胸部、躯干和 / 或背部。淋巴水肿可以在手术后不久或几个月甚至几年后发展，症状或范围有轻有重。目前，没有办法预估谁会出现淋巴水肿或什么时候会发生淋巴水肿。患者应该了解淋巴水肿的早期症状和危险因素，采取措施降低风险。出现淋巴水肿如果不进行治疗，会进展和恶化，导致肢体皮肤下组织出现更严重肿胀、沉重感、麻木和永久性变化（如增厚和瘢痕），甚至发展为全身感染。

淋巴水肿的分期

根据国际淋巴学会的相关指南，淋巴水肿分为以下四个阶段：

- 阶段 0（潜伏期）：手臂、手或上身没有明显的变化，但可能有感觉的异常，如轻微的刺痛、异常的疲倦感或轻微的沉重感。

- 阶段 1（轻度）：液体开始积聚。手臂、手、躯干、乳房或其他区域轻微肿胀，皮肤会出现凹陷性水肿。当举起手臂时，肿胀消退。1 期淋巴水肿是可逆的，因为皮肤和组织没有被永久性损伤。

- 阶段 2（中度）：受影响的部位更加肿胀。提升手臂时，肿胀不消失，皮肤出现非凹陷性水肿、炎症、硬化或增厚。2 期淋巴水肿可以通过治疗来控制，但皮肤和组织损伤不能逆转。

- 阶段 3（重度）：最晚期的阶段，在乳腺癌患者中相对较少。患肢或患部区域肿大变形，皮肤呈现出皮革状的皱褶外观。

淋巴水肿的预防

- 小心保护患臂不受扭伤、跌倒和骨折的伤害。

- 避免极端的冷或热，避免患侧手臂的皮肤穿刺（包括注射、抽血、针灸、咬伤等）。

- 避免压迫患臂（包括血压袖口、收紧的手环和衣袖、过紧的胸罩或背心背带等）。

- 勿将沉重的袋子或重物置于患臂。患臂不要过度劳作。

为减少淋巴水肿的发生，降低淋巴水肿发生的风险，避免手术对淋巴通路的损伤，同时掌握适当的术后放射治疗指征是十分必要的。一旦发生淋巴水肿，在开始时就积极处理更容易治疗和控制。

TIPS

> 手术会损伤一些淋巴管，淋巴结和淋巴管被移除得越多，淋巴流动被中断的可能性就越大。

> 放射治疗可形成瘢痕组织，其压迫剩余的淋巴管和淋巴结，直接辐射到腋下导致的淋巴水肿风险最大。

> 研究还发现，淋巴系统损害的程度与淋巴水肿风险之间有很强的关联。清除的淋巴结越多，对腋下和胸部的辐射越多，风险就越高。

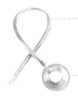

25 局部治疗取舍间

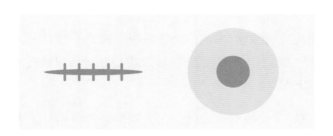

　　长期以来，在乳腺癌局部治疗领域，是否要实施一刀切的全乳切除术是外科医生热议的问题。传统外科思路和习惯是：做全乳切除术时，取下整个乳房连同附近淋巴组织、肌肉、皮肤等，这有助于防止癌症扩散。近代，随着肿瘤放射治疗学的蓬勃发展并在乳腺癌局部治疗中的应用，乳腺癌的外科手术方式和治疗理念也出现了前所未有的改变。

　　自从 1894 年美国医生 Halsted 提出乳腺癌根治术以来，乳腺癌 5 年生存率由 10%~20% 提高到 35%~45%，局部的复发率降到 10% 以下。这种全乳切除术不仅切除胸部皮肤，留给患者一个长长的瘢痕，而且切除部分胸肌和淋巴组织，留给患者肢体的功能损伤，造成深刻的后遗症。

　　保留乳房而只切除肿瘤，对于乳房比较大的患者除了小小的切痕，乳房外形几乎没改变；保留太多的皮肤而切除乳房，皮肤会显得松垮，修剪多余的皮肤将使跨越胸部的痕迹整齐而紧致；保留胸肌不致肋骨突出，对胸壁和功能是更好的保护，但可能残留癌细胞；保留更多的淋巴组织，移除更少的淋巴结，以避免淋巴水肿，可能有淋巴结转移的癌细胞未被彻底清扫。但是现在，愈来愈多的女性在接受乳房外科手术的同时关注自身的形体功能和未来的生存状态。在乳房切除术之后立即进行乳房重建，这需要外科医生完成保留皮肤的乳房切除术，这意味着不再切除乳房周围的太多皮肤，或者行乳房切除术时保留乳头和乳晕的部分，尽管癌细胞留在乳头和乳晕中的可能性会增加。这种保留的思路是基于 20 世纪 80 年代，Fisher 医生提出的乳腺癌是一种全身疾病，全乳切除术非必要，重要的是将肿瘤切除。原发灶和区域淋巴结的处理方式都不影响患者的生存率，就乳腺癌根治术而言，无论保留皮肤与否，通常认为不需要再接着放射治疗，肿瘤大体上已经被完全切除了。但有时，患者仍面临危险，可能还有癌细胞残留在剩余的胸壁或附近的淋巴结中，增加局部复发的危险性。

放射治疗在保乳术中的应用

就保乳术而言，没有大范围地切除肿瘤，似乎癌的局部复发率要高于全乳切除。但是，患者的功能和术后恢复将得到极大的改善，放射治疗在保乳术后的应用，使局部复发率进一步降低。一项 10 年随访的临床试验显示：临床淋巴结阴性的乳腺癌患者随机接受 Halsted 手术（乳腺癌根治术）、全乳切除术＋腋淋巴结放射治疗、全乳切除术＋腋窝淋巴结清扫术（乳腺癌改良根治），整体生存率和无病生存率无显著差异，但改良根治术后的形体效果和上肢功能占优势。另一项纳入 5 611 例无腋下淋巴结转移的乳腺癌患者研究结果显示，对比前哨淋巴结活检术和同时腋窝淋巴结清扫术患者的总生存期、无疾病生存期无显著差异。

外科医生常常在矛盾中选择，也严格遵循手术指征，对于较可能出现局部复发的情况，包括肿瘤超过 5 厘米、腋下淋巴结阳性、肿瘤切缘出现癌细胞以及乳房组织中出现多灶癌细胞等，会倾向于选择全乳切除术、淋巴清扫和术后的放射治疗。在乳房切除术之后施行放射治疗，可以降低 50%~75% 的局部复发率。没有证据显示腋部手术本身会影响生存率，它的主要目的是辅助化学治疗，预防乳腺癌在腋部复发。

如果手术切除就是"取"，取出乳房组织、淋巴组织等；如果保留就是"舍"，舍下部分健康的乳房，舍下未转移的淋巴组织，舍下皮肤供乳房重建使用，舍下的部分可能仍有癌症复发的风险，但有先进的放射治疗来补救。取舍之间，要如何定夺？这是大有学问的。

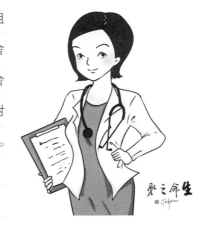

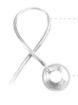

26 放射治疗看共识

乳腺癌放射治疗在局部杀死癌细胞的同时，X 线本身也是强大的致癌物，高剂量可导致白血病、骨癌和放射引起的其他癌症，所以严格掌握放射治疗的时机、适应证、疗程很重要。可根据乳腺癌患者病情的不同而考虑放射治疗方式、放射治疗时间、评估疗效以及最大限度减少副作用。

根据乳腺癌放射治疗共识，保乳术后常规放射治疗可减少复发已无争议，与影像学及病理学检查对切缘的评估以及全身性综合治疗的配合，保乳术可取得与根治术相同的疗效。对根治术后是否需要放射治疗，有 4 个以上淋巴结转移者术后需放射治疗已无争议，但 1~3 个淋巴结转移者是否需行术后放射治疗仍有不同意见。早期乳腺癌临床试验协作组（EBCTCG）报道，对 1~3 个淋巴结转移的患者术后放射治疗，同样可减少复发和延长生存期。

放射治疗的时机

• 术前放射治疗：乳腺癌原发肿瘤较大且明显皮肤水肿或胸肌粘连而直接手术有困难者、肿瘤生长迅速短期内明显增长者、腋淋巴结较大或与皮肤及周围组织有明显粘连者、术前化学治疗肿瘤退缩不理想者、争取手术切除的炎性乳腺癌患者推荐术前放射治疗。不仅可以提高手术切除率，使部分不能手术的患者再获手术机会，同时通过抑制肿瘤细胞的活力，降低术后复发及转移，从而提高生存率。

• 术中放射治疗：早期乳腺癌行保乳术和放射治疗的综合疗法已成为常规的治疗方法之一。近年来临床研究报道：Ⅰ、Ⅱ期乳腺癌在保乳术和放射治疗的综合治疗后，5 年局部复发率为 4.6%~6.1%，5 年生存率为 78.8%~100%，美容效果满意和较满意者达 92% 左右。术中部分乳腺照射治疗时间短、副作用小、患者康复快、治愈率高，已成为早期乳腺癌保乳术补充放射治疗的方法之一。

• 术后放射治疗：对于局部和区域淋巴结复发高危的患者，即：乳腺癌为 T_3/T_4、病理报告转移性淋巴结占检查的淋巴结总数一半以上者、有 4 个以上腋淋巴结转移者、有脉管瘤栓者、病理检查证实乳内淋巴结转移者、原发灶位于乳房中央或内侧行根治术后尤其有腋淋巴结转移者，乳腺癌根治术或改良根治术后辅助放射治疗是必要的。术后局部和区域淋巴结复发的患者，除小部分适合手术治疗，再复发率及严重并发症发生率较高，大多数均需放射治疗。

放射治疗的禁忌证

对于年龄在 70 岁或以上、孕妇、曾有胸部放射治疗史、有胶原病史、患者主观意愿不愿接受的，不建议进行放射治疗。

放射治疗的副作用

• 全身反应：精神不振、食欲下降、身体衰弱、疲乏、恶心、呕吐、食后腹胀等。

• 局部反应：放射性肺炎、放射性食道炎、放射性皮炎、口腔黏膜红肿或溃疡等。

• 放射治疗会造成局部的骨髓抑制，患者常常因骨髓抑制导致白细胞低而无法继续治疗。

放射治疗方案的选择技巧

• 乳腺癌患者的治疗一般是手术结合化学治疗、放射治疗和内分泌治疗等的综合治疗，但目前不推荐化学治疗同时放射治疗，而是化学治疗序贯放射治疗。

• 在做胸部肿瘤放射治疗时，化学治疗后的患者放射性肺炎或肺纤维变、放射性心包炎的发生明显增多，有时不得不减少放射治疗剂量，增加了放射治疗的难度。放射治疗对这些部位的损伤也相当大，所以综合治疗时，放射治疗的剂量受到很大限制，对不敏感的肿瘤难以提高剂量，效果就差。

• 化学治疗后对身体免疫力影响也较大，身体情况也受到很大损伤，使放射治疗时无法覆盖较大的治疗野。所以，综合治疗时应尽量选择对所放射治疗脏器毒性小的化学治疗药物，这有助于放射治疗的有效完成。

• 副作用相对较小的内分泌治疗可与放射治疗同时进行。

🕐 放射治疗对控制乳腺癌局部病灶或复发有确切疗效，是乳腺癌手术治疗的补充，也是乳腺癌药物治疗的辅助。

🕐 乳腺癌放射治疗医生已经越来越多地和乳腺外科医生、肿瘤内科医生、肿瘤护理人员密切合作，为每位乳腺癌患者制订个体化放射治疗计划并提供定制化护理，以获得最佳疗效。

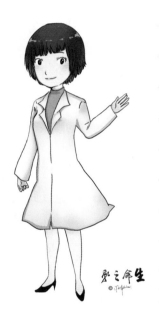

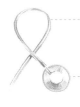

27 认识相关标志物

恶性肿瘤是当今的高发疾病，也是死亡的主要原因之一，在诊断和治疗肿瘤的历史进程中，检查手段和治疗药物层出不穷，科学家一直都在进行着不懈的努力，想通过身体里流动的血液分析，检测其中某种"标志物"的表达水平，以判断患者是否患有某种肿瘤。其中肿瘤标志物的发现和应用对肿瘤的诊疗起着不可替代的作用。

"标志物"与"肿瘤标志物"

所谓"标志物"，顾名思义就是表明特征的标记物质。所谓"肿瘤标志物"，就是表明肿瘤特征的直观、显著、相关联、易检测的标记物质，具有诊治肿瘤的意义。大部分肿瘤细胞都会产生特殊的化学、生物类物质，可以通过人体血液检测到的此类物质，被称为"肿瘤标志物"，是提示可能存在肿瘤的警示性物质。它们或不存在于正常成人组织而仅见于胚胎组织，或在肿瘤组织中的含量大大超过在正常组织里的含量。它们的存在或量变可以反映肿瘤的性质，借以了解肿瘤的组织发生、细胞分化、细胞功能，以帮助肿瘤的诊断、分类、预后判断以及治疗指导。

人类第一个肿瘤标志物本周蛋白，早在 1846 年被发现并应用于多发性骨髓瘤的诊断和治疗，距今已有 100 多年的历史。1963 年证实并发现了原发性肝癌标志物甲胎蛋白（AFP）。1965 年发现直肠癌标志物癌胚抗原（CEA）。在经历探索发现和推广运用阶段后，1975 年创造性应用了杂交瘤技术制备单克隆抗体。随后更多的肿瘤标志物被发现，使之深入发展。1978 年正式提出了肿瘤标志物的概念。1980 年后把肿瘤标志物发展到基因水平。现今，人类发现的特异性较强、灵敏度较高、有一定临床价值的肿瘤标志物已达 100 多种，与肿瘤学和分子生物学、生物信息学等密切相关。

乳腺癌相关的肿瘤标志物

· 癌胚抗原（CEA）：为存在于结肠癌及胚胎结肠黏膜上皮细胞的一种糖蛋白。当 CEA 高于 20 μg/L 时，意味着可能有消化道肿瘤。CEA 也常用于检测肺癌、结直肠癌、胰腺癌、胃癌、乳腺癌、甲状腺髓样癌等。

· 糖类抗原（CA15-3）：虽然没有器官和肿瘤特异性，在乳腺癌、肺癌、前列腺癌、卵巢癌和胃肠道癌中指标均有升高（大于 30 U/ml），可作为监测乳腺癌患者术后复发的最佳指标。

· 糖类抗原（CA125）：为上皮性卵巢癌和子宫内膜癌的标志物。胰腺癌、肝癌、乳腺癌、子宫内膜炎、急性胰腺炎、腹膜炎、肝炎、肝硬化腹水也可使 CA125 升高，CA125 升高还与肿瘤复发有关。

肿瘤标志物与乳腺癌诊断

肿瘤标志物检测往往被误认为是发现早期无症状肿瘤的特异性方法，其实不然，仅依靠肿瘤标志物值的变化是无法判断癌症的存在或病期情况的。检测标志物阳性不一定就是患有某种肿瘤，仅仅是一种提示和信号。检测标志物阴性也不一定就能排除某种肿瘤，这就是肿瘤标志物存在"假阳性"和"假阴性"的问题。

TIPS

> 所谓"假阳性"，是指受检者并未患某种肿瘤，却因为炎症等因素造成了肿瘤标志物的升高，出现了阳性误判。

> 所谓"假阴性"，是指受检者患有某种肿瘤，但肿瘤标志物仍处在正常范围，出现了阴性误判。

> 所以，任何一种肿瘤标志物都不能达到完全的"理想状态"，该检测手段并不是早期发现无症状微灶肿瘤的唯一途径，对健康人群筛查作用有限，更适用于高危人群及 40 岁以上群体的肿瘤筛查。

　　在乳腺癌诊断时，除了检测被广泛应用且比较特异和敏感的肿瘤标志物之外（如 CA15-3、CA125 和 CEA），还需结合高清的乳腺影像学检查和肿瘤组织学诊断。与其说肿瘤标志物是用于发现早期乳腺癌，更多的是用于判断乳腺癌治疗是否有效。在对复发和转移的乳腺癌进行放射治疗或全身疗法时，检测乳腺癌相关血清肿瘤标志物主要目的就是确认治疗是否有效。在恶性肿瘤的早期诊断时，最大的瓶颈就是难以找到灵敏度和特异性均高的肿瘤标志物，为了提高乳腺癌诊断的准确性，临床上常将几种相关的标志物（包括 CA15-3、CA125 和 CEA）组成联合标志物组，同时对乳腺癌患者进行检测。

　　未来，新的特异性肿瘤标志物的发现和更加灵敏的检测工具的发展，必将在肿瘤普查和筛选、肿瘤诊断与鉴别诊断、疗效与预后判断、生物特点和病程的判定、手术方式选择、化学治疗、放射治疗的监测、确定不知来源的转移肿瘤的原发肿瘤、多项肿瘤标志物的联合应用等领域扩展和进步，将大大提高检测效率和肿瘤早期诊断率，为早期发现并治愈肿瘤提供可能。

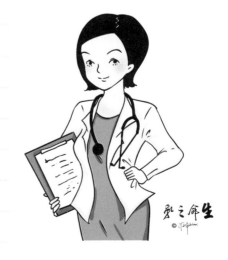

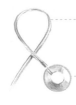 **28 化学治疗费思量**

化学治疗为乳腺癌综合治疗的重要环节和辅助手段。如果确诊乳腺癌分期较晚，往往选择外科切除手术之前进行化学治疗，称为新辅助化学治疗。通过新辅助化学治疗缩小肿瘤，控制肿瘤扩散和转移并降期，以争取施行保乳术的机会和获得肿瘤完全缓解的可能。术后继续给予化学治疗，称为辅助化学治疗，可以控制血行转移以达到显著降低乳腺癌的复发风险，提高生存率。无法手术的 IV 期乳腺癌通过化学治疗以延长生命和提高生存质量，称为解救化学治疗。

化学治疗的副作用

乳腺癌患者明确了化学治疗的适应证之后，需要制订化学治疗方案。化学治疗犹如一把双刃剑，可以杀死快速生长的癌细胞，也会伤害正常的组织和细胞，治疗癌症的药物本身也可能致癌。为获得最佳疗效，应选择何种化学治疗药物，采取什么样的方案和用药顺序，单药治疗还是联合用药，同时如何减少化学治疗的副作用，都是患者和临床医生需要用心思考的问题。

化学治疗的副作用轻重基于药物的种类、剂量、疗程以及个体差异，常见副作用包括以下几类。

- 骨髓抑制：白细胞降低、血小板降低、贫血等。

- 脱发和皮肤反应。

- 口腔溃疡。

- 胃肠道毒性：食欲不振、恶心、呕吐、腹泻等。

- 心脏毒性：心律失常、心悸等。

- 肝肾毒性。

- 神经毒性：手足麻木。

- 过敏。

化学治疗方案的选择

经过几十年的研究，已经证实比较有效的乳腺癌化学治疗药物有 20 余种，组合方案众多。其中有效率可达 50% 左右的药物有：蒽环类（阿霉素、表阿霉素、比柔吡星、脂质体阿霉素）、紫杉醇类（紫杉醇、多西他赛、白蛋白紫杉醇）、长春瑞滨等。目前临床中经典的化学治疗方案如下：

- CMF 方案：CMF 方案是最早用于乳腺癌术后辅助化学治疗方案。经典 CMF 方案包括 CTX、MTX、5-FU。第 1、8 天给药，每 4 周重复。虽然目前有研究认为，蒽环类药物联合的化学治疗方案优于 CMF 方案，但并非否定其在辅助化学治疗中的作用。目前对于低危患者、有心血管疾病的老年患者或对蒽环类药物过敏者，CMF 方案仍然是合适的选择。

- 蒽环类药物联合的化学治疗方案：常用方案有 CAF（CTX+ADM+5-FU）、CEF（CTX+EPI+5-FU）、AC（ADM+CTX）、EC（EPI+CTX）。目前认为，蒽环类药物联合的化学治疗方案优于 CMF 方案，蒽环类药物联合的化学治疗方案 4 周期与 CMF 方案 6 周疗效相当。对于低危患者术后可给予 4 个周期 CEF 方案或 AC 方案，高危患者仍推荐 6 个周期的化学治疗。

- 紫杉醇类药物联合的化学治疗方案：由于紫杉醇类药物在晚期乳腺癌治疗中的突出疗效，20 世纪 90 年代中期开始用于术后辅助化学治疗。目前临床已比较广泛地将紫杉醇类化学治疗方案用于乳腺癌术后辅助化学治疗，尤其是腋淋巴结阳性的病例，以希望得到更好的临床疗效。常选方案包括：TEC（T+EPI+CTX）、EC-T（ECX4-TX4）、CT（CTX+T）、ET（EPI+T）。

- 含曲妥珠单抗的联合化学治疗：曲妥珠单抗是近年用于治疗 HER2 高表达晚期和高风险复发早中期乳腺癌的靶向单克隆抗体，与化学治疗联合应用取得了非常好的疗效。如 EC-TH 方案。

- 其他方案：包括含铂类方案的辅助化学治疗（GP、TP），以及卡培他滨

（X）、长春瑞滨（N）、吉西他滨（G）等新药的辅助化学治疗等。目前多作为一线或二线化学治疗方案，用于对辅助或一线药物发生耐药，或较晚期以及已发生转移扩散的病例。

TIPS

> 乳腺癌化学治疗除常见副作用，罕见的副作用有治疗后出现的白血病。
> 一些化学治疗药物（CTX、ADM）对卵巢的损害可能是永久性的，有怀孕愿望的女性患者应该在开始化学治疗前向治疗团队询问如何保护卵巢和储备卵子。
> 如果在患癌时已怀孕，也需要和医生讨论关于流产和带孕化学治疗的问题，因为许多抗癌药物会导致婴儿出生缺陷。

最是化学治疗费思量。乳腺癌辅助化学治疗方案的选择对医生来说是艰难的。

最重要的原则是，权衡每个患者复发风险、治疗可能带来的毒性风险和获益。

当前，随着循证医学、精准医学的发展，国际共识和指南的不断更新，医生根据乳腺癌患者激素受体状态和 HER2 状态以及不同分期的乳腺癌，考虑优先的术前新辅助化学治疗和术后辅助化学治疗方案，是个体化治疗的原则。

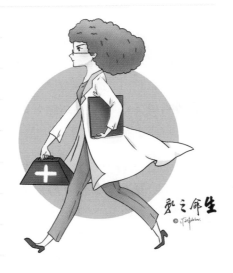

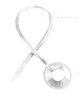

29 激素治疗更持久

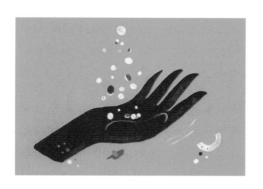

在所有类型的乳腺癌中，激素受体阳性（HR +）乳腺癌占 60%~80%。几十年来内分泌治疗是乳腺癌综合治疗的一种主要的治疗策略和治疗标准，以往一直认为内分泌治疗是"疗效不确切、可有可无的辅助治疗"，大部分医生对单独应用内分泌治疗有顾虑。目前，有研究已证实内分泌治疗可取得与化学治疗相近的疗效，单独使用不仅可以发挥它们在不同阶段肿瘤的最大作用，也有利于观察疗效，筛选出有效的治疗药物。对于 HR + 转移性乳腺癌（MBC）患者，也有许多以内分泌治疗为基础的治疗方案，可以改善长期生存结果并优化生活质量。

内分泌治疗又称激素治疗。激素是由机体内分泌细胞产生的一类化学物质，其随血液循环到全身，可对特定的组织或细胞（称为靶组织或靶细胞）发挥特有的作用。雌激素和孕激素是导致某些乳腺癌细胞增殖的激素，大部分雌激素由卵巢分泌，剩下的小部分由肾上腺、肝脏和体内脂肪分泌；大部分孕激素也是由卵巢分泌的。阻断这些激素的功能或者降低它们在体内的水平，将有助于抑制癌细胞的生长。激素治疗不同于激素替代治疗，激素替代治疗是补充激素的治疗，用于治疗女性更年期出现的潮热、盗汗、心悸和一些其他症状。

乳腺癌内分泌治疗的分类

乳腺癌的内分泌治疗依据治疗机制，主要有以下三类：

- 抗雌激素药物：抗雌激素药物能够阻止雌激素作用于癌细胞。他莫昔芬是一种人工合成的非甾体类雌激素拮抗药物，通过与细胞的雌激素受体结合从而阻止雌激素与雌激素受体结合。托瑞米芬为非类固醇类三苯乙烯衍生物，与雌激素受体结合，可产生雌激素样或抗雌激素作用。氟维司群是雌激素受体下调剂类抗乳腺癌治疗药物。

• 芳香化酶抑制剂：芳香化酶抑制剂是降低体内雌激素水平的药物，能够抑制绝经后妇女体内雌激素的合成，用于绝经后妇女。目前有三种芳香化酶抑制剂：阿那曲唑、来曲唑和依西美坦。

• 卵巢去势和抑制：对于绝经前女性来说，卵巢是分泌雌性激素和孕激素的主要器官。卵巢去势就是使卵巢停止分泌雌激素，通过切除双侧卵巢的手术或对卵巢放射治疗，使卵巢停止分泌雌激素，临床应用较少。卵巢抑制是通过促黄体素释放素（LHRH）激动剂的药物使卵巢减少雌激素的分泌。LHRH 是一种大脑分泌的激素，能够调节卵巢中的雌激素分泌量，LHRH 激动剂通过抑制 LHRH 的分泌从而阻止卵巢分泌更多雌激素。醋酸戈舍瑞林和醋酸亮丙瑞林是两种 LHRH 激动剂。

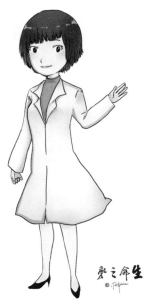

通常推荐内分泌治疗药物需要连续使用 5~10 年。首次进行的内分泌治疗叫做起始治疗。有时候第二类内分泌治疗可能需要在起始治疗后的 5 年内进行，称为序贯治疗。5 年以后的内分泌治疗叫强化治疗。

在推荐乳腺癌的内分泌治疗的方案时，医生往往根据肿瘤的分类、分期、患者的绝经状态和依从性等，联合其他治疗方法。

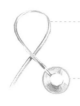

30 激素治疗有原则

乳腺癌的内分泌治疗距今已有 100 多年的历史，在过去的 20 年中，内分泌治疗的选择已经扩大、优化和多选，与惨烈的化学治疗相比，它是一种比较温和、更持久、不良反应小、患者更容易接受的乳腺癌治疗方式，通过不同的机制阻断雌激素驱动的肿瘤生长。治疗方案必须根据肿瘤生物学和疾病程度来选择，是个体化乳腺癌治疗有别于其他肿瘤治疗的优选方法，若应用得当，疗效甚至优于化学治疗。

乳腺癌内分泌治疗的 3 个重要标志阶段

- 双侧卵巢切除术去势。

- 三苯氧胺标准地位的确立。

- 第三代芳香化酶抑制剂向三苯氧胺标准地位的挑战。

乳腺癌内分泌治疗的基本原则

首先，对于早期直径小于或等于 1.0 厘米并且没有腋窝淋巴结转移的乳腺癌，属于低风险复发者，比如导管原位癌，不推荐接受内分泌治疗。然而，通过内分泌治疗可以降低癌细胞转移到对侧乳腺的概率，或者可以降低患侧乳腺癌复发的概率。

其次，对于绝经前激素受体阳性乳腺癌，可推荐抗雌激素药物（如他莫昔芬或托瑞米芬）。如果是高复发风险患者，推荐联合卵巢去势或卵巢抑制。对于绝经后激素受体阳性乳腺癌，可推荐芳香化酶抑制剂。当内分泌治疗期间患者从绝经前过渡到绝经后，大多使用他莫昔芬或托瑞米芬的患者会更换为芳香化酶抑制剂。

第三，对于晚期即将发生器官衰竭的患者，可以用诱导化学治疗来改善器官功能，其次是内分泌治疗。在辅助内分泌治疗时发生转移的患者，尤其是与器官衰竭有关的患者，或者激素受体表达不足或 *HER2* 基因表达的患者，化学治疗可能是优选的初始治疗方案，同时要考虑 *HER2* 基因表达对乳腺癌内分泌治疗耐药的影响，后续序贯另一种内分泌药物，比如氟维司群。

第四，HR 阳性转移性乳腺癌（MBC）可能具有内在的耐药性，或可能对治疗抵抗，但内分泌药物之间很少交叉耐药，若一种内分泌药物耐药可选用另一种内分泌药物，以往内分泌治疗有效的患者再用新的内分泌药物还可能有效。现已经批准若干靶标药物与内分泌药物联合使用，以改善不良反应并延缓耐药性的发展。例如，氟维司群联合阿那曲唑、依维莫司联合依西美坦或他莫昔芬、CDK4/6 抑制剂（Palbociclib）联合来曲唑等。

第五，内分泌治疗可以联合靶向治疗和放射治疗，但不推荐联合化学治疗，而是序贯化学治疗。对于分期较晚的激素受体阳性患者，可在乳腺癌手术前选择新辅助内分泌治疗，手术后使用内分泌药物维持治疗。从药物来曲唑的临床研究结果看，术前新辅助治疗的有效率为 50% 左右，一线治疗有效率为 30%，二线治疗有效率为 20% 左右。另外，尽管一线治疗和二线治疗的有效率有明显差别，仍不能放弃晚期患者的二线治疗。

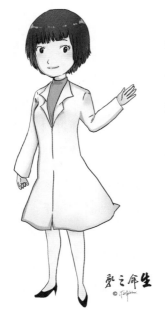

在所有乳腺癌患者中，约有 60% 以上为激素受体阳性。针对这一部分人群，内分泌治疗有其独到的疗效和价值，联合化学治疗、靶向治疗、放射治疗等综合治疗，往往能达到意想不到的疗效。

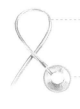

31 如影相随医未停

癌症是恶性难移的"种子",机体却是随机应变的"土壤",当你的乳房被 X 线摄影拍到乳腺癌这个恶影,它成为你挥之不去的噩梦。当你被癌缠身,与你如影相随,也许你正四处求医问药,但还是不能痊愈;也许你一直努力抗癌,仍时时有癌情。虽饱受折磨但仍需抱有治愈的希望。

19 世纪末的英国格拉斯格肿瘤医院,乳腺外科医生 Beatson 博士接诊一位 33 岁的乳腺癌术后局部广泛复发的不可手术患者,没有有效治疗药物,没有更好的办法。20 年前关于乳腺泌乳的博士课题研究,给了他启示,那就是牧场工人切除奶牛的卵巢可以延长产奶期,奶牛的卵巢可控制泌乳。由此 Beatson 想到哺乳动物的卵巢可控制乳腺的功能,那么人类的卵巢也可能控制着乳腺细胞的增殖,切除卵巢很可能会影响乳腺肿瘤细胞的生长。于是 Beatson 建议患者切除了双侧卵巢,手术后 5 周肿瘤明显缩小,手术后 8 个月复发肿瘤病灶完全消失。随后 Beatson 博士又用相同的方法治疗了 1 例局部晚期乳腺癌患者,也获得了肯定的疗效。1896 年 Beatson 博士在 *Lancet* 杂志上报道了他的研究,引起热烈而广泛的关注。

自此,医治乳腺癌的外科手段从早期单一的切除乳房到晚期的切除双侧卵巢,科学家们认识到乳腺癌是一种激素依赖的恶性肿瘤,癌细胞"种子"的生长与所依赖的机体内环境"土壤"息息相关,改变激素依赖性乳腺癌生长所需要的内分泌环境,使癌细胞的增殖停止,从而抑制肿瘤生长,这是乳腺癌内分泌治疗的机制。Beatson 博士是乳腺癌内分泌治疗的先驱者,伴随内分泌治疗理念的变迁和越来越多药物的研发,乳腺癌已成为一种慢性的全身性疾病。

研究发现,体内雌激素产生的部位与绝经状态有关。绝经前女性的雌激素主要由卵巢产生,卵巢分泌雌激素和孕激素。绝经后女性卵巢萎缩、功能衰退,雌激素主要通过肾上腺分泌,肾上腺可以分泌雌激素和雄激素。因雌激素和其他可能的激素能刺激乳腺肿瘤生长,所以阻断雌激素的合成,降低雌激素水平和部分或全部阻断雌激素受体活性的方法，可以达到治疗乳腺癌的目的，尤其是用于激素受体阳性乳腺癌患者的治疗。早期乳腺癌协作组于 1992 年荟萃分析了 1985 年前进行的 10 项前瞻性、随机对照研究结果，共 1 817 例患者的随诊结果显示死亡危险度降低了 25%，并且研究发现双侧卵巢切除术所致的复发率降低，在晚期随访表现更为突出，而辅助化学治疗带来的疗效提高主要表现在随访的早期阶段。

20 世纪 70 年代以来，激素受体阳性乳腺癌的治疗方式发生了显著变化。采用他莫昔芬和 AI 进行辅助内分泌治疗后，卵巢功能去势也成为有效的治疗手段。双侧卵巢切除术用于治疗晚期乳腺癌患者，并显著降低绝经前早期乳腺癌患者的复发率和病死率，目前仍为内分泌治疗选择之一。应用促黄体素释放素（LHRH）类似物替代卵巢切除的药物去势，越来越成为乳腺癌患者的新选择。研究者更试图确定内分泌辅助治疗的最佳持续时间，重点是如何有效识别晚期复发风险的患者以及如何指导治疗。治疗计划以患者的乳腺癌特征和个体的差异来制订，包括药物的选择、用药的时间延长、管理患者的用药反应等，从而更好地改善患者的预后。

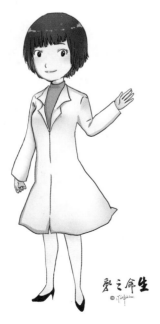

天地之大，不润无根之木，医门虽多，只医有本之人。也许你是激素受体阳性乳腺癌患者，也许乳腺癌仍与你共处。相信医学，相信未来，也许你会因治疗对机体的改善而重获新生。

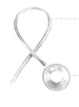

32 抗癌明星"赫赛汀"

有个抗击乳腺癌的明星叫"赫赛汀",它不是医生、不是科学家、不是乳腺癌患者,而是由一位科学家丹尼斯·斯拉蒙发明的靶向抗癌药物。它的出现是乳腺癌治疗史的一个里程碑,为乳腺癌治疗提供了全新思路和途径。而它的研发历程却遭遇重重困难,还一度被抛弃,更加令人深思。

20 世纪 80 年代,美国麻省理工学院的罗伯特·阿伦·温伯格从癌细胞中分离出致癌基因,命名为 *neu* 基因,也就是明星靶点 *HER*2。1996 年,美国基因泰克公司的德国科学家阿克塞尔·乌尔里希在一场学术会上做分离 *HER*2 的报告,加州大学洛杉矶分校研究病毒和癌症关系的肿瘤学家丹尼斯·斯拉蒙有一组癌症可以测试 *HER*2 的活性。于是他们共同协作研究 *HER*2 基因和肿瘤的关系,寻找治疗药物。最终,找到了癌症靶向治疗的所有 3 个基本要素:致癌基因、启动该致癌基因的癌症和针对它的药物。

由于美国基因泰克公司没有巨大的资金资助项目,乌尔里希离开公司,放弃了 *HER*2 的研究,而公司外的斯拉蒙仍孤军奋战,坚持 *HER*2 的研究。功夫不负有心人,在斯拉蒙医生的主持下,在 *HER*2 项目的创业团队努力下,历经 3 年的艰辛研发,1990 年夏天,终于研制出人源化 *HER*2 抗体,命名为赫赛汀(Herceptin),名字融合了 *HER*2、拦截(intercept)和抑制剂(inhibitor)这三个英文单词。

斯拉蒙有幸得到慈善资助得以把这一临床研究成果继续下去,他开始寻找能够参加临床试验的患者。有位叫芭芭拉的双侧乳房被切除的乳腺癌患者再次复发,她的样本被送到做赫赛汀临床试验的斯拉蒙医生手上,包括芭芭拉在内 37 名妇女参加了该临床试验。遗憾的是,除芭芭拉外,其他患者的效果并不理想。只有 5 人坚持完成了 6 个月的试验,从临床试验的角度看,几乎已经失败了,主要终点没有达到,患者退出临床试验太多。

　　虽然临床实验不顺利，但是芭芭拉的治疗效果却很不错，顺利出院回家过上了正常的生活。1993 年夏天，斯拉蒙进行早期试验的消息不胫而走，在乳腺癌患者社群快速扩散，掀起了对赫赛汀的狂热和希望。一名复发的乳腺癌患者，也是妇科医生，得知赫赛汀的研发现状，申请特许使用赫赛汀被拒后去世，一群义愤填膺的来自乳腺癌防治协会的女性在 1994 年 12 月 5 日不顾一切地闯入美国基因泰克公司，为这位患者举行 15 辆车组成的"送葬"仪式，车上载有她去世前戴着化学治疗头巾的画像。美国基因泰克公司随后开展了多项临床研究，1998 年 9 月，美国 FDA 批准了赫赛汀上市。

　　为了纪念斯拉蒙做出的贡献，向他致敬，2008 年，美国拍摄了一部名为《生存证明》(Living proof) 的电影。影片讲述了 1988—1996 年的 8 年中斯拉蒙开发赫赛汀的故事，其中面对曲折困难而执着的举动令人动容。从 1982 年关键靶点 HER2 被发现，到 1998 年 FDA 批准上市，靶向治疗药物赫赛汀经历了 16 年的研发历程，赫赛汀成为乳腺癌治疗领域里独树一帜的抗癌明星。

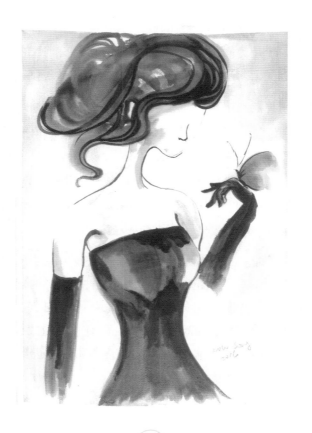

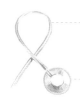

33 何以检测解迷津

科学家在乳腺癌、卵巢癌、胃肠道肿瘤和肺癌里都发现了 *HER2* 基因的异常现象，针对 *HER2* 的靶向药物在这些肿瘤中的应用是癌症治疗史前所未有的突破，这得益于分子病理、分子遗传、基因测序等研究的进步。准确检测 *HER2* 基因表达至关重要，直接关乎靶向药物的选择和治疗疗效。

HER2 在不同癌肿中的突变形式和频率是不同的，所要使用的检测方法也各不相同，其中 HER2 蛋白过量表达是通过免疫组织化学检测，*HER2* 基因突变是通过基因测序检测，而 *HER2* 基因扩增是通过原位荧光杂交检测。检测乳腺癌细胞表面的 HER2 蛋白表达，一般采用免疫组织化学检测和原位荧光杂交检测，以确定 HER2 蛋白的表达水平。

研究表明，人类表皮生长因子受体 2 (*hEGFR*-2) 基因，定位于染色体 17q12-21.32 上，即 *HER2* 基因 (*c-erbB*-2 基因)，属于原癌基因，编码相对分子质量为 185000 的跨膜受体样蛋白质，即 HER2 蛋白，是 EGFR 家族成员之一，具有酪氨酸激酶活性。乳腺癌的 *HER2* 基因扩增比例是 15%~25%，HER2 蛋白过量表达也是 15%~25%。一般来说，*HER2* 基因在 DNA 水平上发生了扩增，差不多就会表现在蛋白质过量表达，然而 *HER2* 基因扩增和 *HER2* 基因突变是两种不同的变异形式，几乎很少同时存在 *HER2* 基因扩增和 *HER2* 基因突变的情况。*HER2* 的基因扩增和 HER2 蛋白的过量表达，分子病理诊断学上用"阳性"来表示，如果是低表达或不表达用"阴性"表示。但是如果 DNA 水平上存在某种表观遗传性修饰，或者 miRNA 参与的调控等，使得 *HER2* 基因扩增和 HER2 蛋白过量表达有不一致的情况。

HER2 检测认定是以基因扩增还是蛋白质过量表达为准，具体到用药上，要如何判定？是否可以使用靶向药物？是否可以从靶向药物中获益？这就要看靶向药物的作用形式，如曲妥珠单抗（赫赛汀）本身就是结合 HER2 蛋白的抗体发挥作用，因此判断疗效的情况下还是免疫组织化学检测 HER2 蛋白的过量表达情况。

HER2 检测有两种方法：组织学检测和血清学检测。

• 在组织学检测中，目前免疫组织化学（IHC）是乳腺癌患者检测 HER2 蛋白表达初筛最常使用的方法。用 IHC 的 EnVision 法检测，并根据 HER2 蛋白表达的强度进行评分（0、1+、2+、3+，部分 2+ 和 3+ 视为阳性），根据检测结果对患者采用不同的治疗方案。利用 IHC 染色结果判断 HER2 蛋白过量表达，最重要的是染色方法的标准化和结果的判断。

• FISH 是一种分子细胞遗传学技术，通过荧光标记的 DNA 探针与细胞核内的 DNA 靶序列杂交检测 *HER*2 基因状态。CISH 是使用地高辛标记的探针进行的另一种杂交检测，相关研究显示，乳腺癌 CISH 与 FISH 检测结果的符合率达 90% 以上。FISH 和 IHC 检测结果的符合率较高。

• 美国临床肿瘤学会（ASCO）和美国病理学会（CAP）推荐了 HER2 检测的标准规程，以期降低误差。推荐 IHC 是初步筛查的首选方法，FISH 作为最终确诊 *HER*2 基因状态的方法。ASCO 也推荐乳腺癌标本一般先经 IHC 检测，IHC 3+ 者建议在接受赫赛汀治疗前进一步 FISH 检测（但依然有少数 IHC 3+ 者 FISH 检测 *HER*2 基因无扩增）；IHC 2+ 者须进一步应用 FISH 和 CISH 进行 *HER*2 基因扩增检测。

• 由于组织学检测需取得病理标本，对未取得癌组织病理学检查结果的患者就无法判断其 HER2 状态，并且也难以多次检测。HER2 血清学检测是组织学检测的一种补充。研究表明，血清学与组织学 HER2 的检测结果一致性较好，可作为乳腺癌复发或者转移的检测指标。

---

*HER*2 与乳腺癌的关系涉及肿瘤的发生、发展、诊断与鉴别诊断、治疗和预后评价等诸多方面，所以，重要的事说三遍！

✐ 准确检测 *HER*2 基因表达至关重要！

✐ 准确检测 *HER*2 基因表达至关重要！

✐ 准确检测 *HER*2 基因表达至关重要！

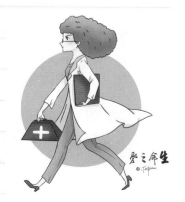

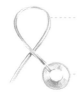

34 解读病理定方案

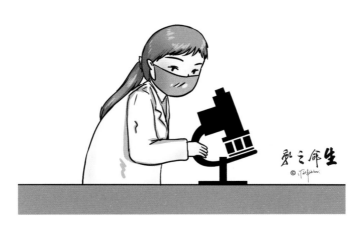

　　病理诊断是乳腺癌的最终确诊依据。如果患者乳腺有肿块但还没有明确是否为乳腺癌，一般需要细针或粗针穿刺少量肿块组织做病理学检查以明确乳腺癌的诊断；如果已经明确乳腺癌的诊断，将乳腺癌肿块切除和乳腺以及周围组织和淋巴结手术切除，需再次做进一步的病理检查；如果乳腺癌怀疑有远处脏器的转移，也需要获取标本做病理学检查来判断是否转移，所以病理医生往往会前后分次给出病理报告。

　　病理报告是病理科医生对乳腺癌病理活检标本诊断的病理诊断书，报告内容除了常规姓名、性别、年龄、门诊号或住院号、床号、送检标本的部位以外，还包括标本的大体情况、显微镜下情况、病理诊断以及相关的免疫组织化学检测或特殊染色情况等。根据病理诊断的方式不同，分为快速冰冻病理报告和石蜡病理报告。根据送检标本的不同，可分为穿刺活检病理报告和手术切除标本的病理报告。

解读病理报告的目的

- 确认乳腺癌的类型和分期分型。

- 提供乳腺癌敏感的治疗药物的依据。

- 判断患者可能的生存期和复发风险。

解读病理报告的内容

- 类型：乳腺癌分为两大类，非浸润性乳腺癌和浸润性乳腺癌。非浸润性乳腺癌就是乳腺原位癌（分为导管原位癌和小叶原位癌），占乳腺癌的 5%~10%，5 年生存率 95% 以上，预后好。浸润性乳腺癌包括浸润性导管癌非特殊型（占所有乳腺癌 80%）、浸润性小叶癌（10%）以及特殊类型乳腺癌。不同类型乳腺癌具有不同特点，病理报告会指明。

- 分级：根据肿瘤组织的形态学表现进行评分，可分为 Ⅰ 、Ⅱ 、Ⅲ 级，分级越高，肿瘤的恶性程度越高，侵袭和转移的能力越强。

- 大小和部位：乳腺癌的大小对分期有影响，癌肿越大分期越晚，最大径每增加 1 厘米，复发转移风险升高 12%。部位是指癌位于左乳或右乳，位于外上、外下、内上、内下象限，距乳头和距皮肤的距离等，有助于对癌进行放射治疗定位。

- 手术切缘：乳腺癌手术后病理报告手术切缘有无癌组织残留，可了解癌是否切除干净。如果手术切缘有癌组织残留（或者称为切缘阳性），外科医生在保乳手术中根据情况决定是否需要扩大切除或乳房切除。

- 脉管癌栓：了解脉管癌栓是否存在有助于判断乳腺癌的生物学行为，也就是癌是否会发生转移，可指导辅助化学治疗。

- 腋窝淋巴结状态：乳腺癌最先转移的部位是腋窝淋巴结，淋巴结是否有转移及转移的个数可以指导乳腺癌分期，制订合理的治疗方案，如是否需要化学治疗和放射治疗等。腋窝淋巴结受累每增加 1 枚，复发转移风险升高 6%。淋巴结转移个数和比例是重要的预后指标。

- 激素受体表达：乳腺癌雌激素受体（ER）和孕激素受体（PR），反映乳腺癌是否受激素调控，ER、PR 的检测通常是采用免疫组织化学检测，根据最新的检测标准 ER 和 PR 只要有 1% 的肿瘤细胞阳性都判定为阳性。如果 ER 和 / 或 PR 阳性，内分泌治疗敏感，ER、PR 的表达率越高，内分泌治疗效果和预后越好，内分泌治疗可降低 ER+/PR+ 患者复发风险。

- *HER*2 基因表达：*HER*2 是一种乳腺癌基因，C-erbB-2 蛋白是 *HER*2 基因的表达产物，可反映恶性程度。*HER*2 基因过度表达的浸润性乳腺癌患者，复发转移的风险较大。针对 *HER*2 基因过度表达的早期乳腺癌患者，使用靶向抗 HER2

药物治疗可降低 HER2 阳性患者复发风险。指南推荐采用免疫组织化学方法检测 C-erbB-2 蛋白，C-erbB-2（+++）时判断为 HER2 阳性；C-erbB-2（++）时采用荧光原位杂交（FISH）检测进一步明确 *HER*2 基因是否有扩增；C-erbB-2（-）和（+）时判断为 HER2 阴性。

• 增殖指数 Ki67：检测乳腺癌细胞的 Ki67 可判断癌细胞增殖情况，也就是肿瘤细胞生长繁殖是否活跃，阳性比率越高，预后越差。

• 其他：除了以上几个方面，病理报告还包含 E-cadherin（表达缺如是浸润性增加、转移能力增强的指征）、P53（高表达者易转移复发和预后不良）、VEGF（高表达者复发风险大，抗血管生成治疗有效）、EGFR（高表达提示有较强的侵袭转移力和预后差）、CK5/6、TOP-Ⅱ、nm23 等免疫组织化学检测，这些指标有各自不同的意义，但意义尚不明确，未被广泛应用。

目前国际上一直推崇的乳腺癌分子分型系统是乳腺癌个体化治疗的依据，有选择性的化学治疗、靶向治疗、内分泌治疗是基于分子生物学基础的乳腺癌分型，这完全依赖于现代分子病理诊断学的飞速发展，分子病理诊断成为乳腺癌治疗及预后判断的向导。

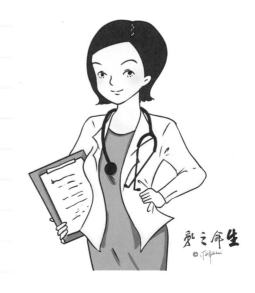

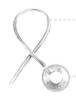

35 应对早来骨转移

当乳腺癌细胞又出现在原发地，称为局部复发；当身体其他部位出现乳腺癌细胞，称为远处复发或远处转移。一部分早期乳腺癌患者进展至晚期时，癌细胞会离开乳房，转移至肺、骨、脑、肝、骨髓、软组织等其他脏器。其中，晚期乳腺癌发生骨转移的概率是 70% 左右，骨转移治疗不及时或不恰当，乳腺癌病程进展将大大加快，生存期也将大大缩短。

当患者看到骨扫描检查的报告上写有"乳腺癌骨转移可能"时，除了沮丧、伤心、恐惧以外，多有深受打击、失去信心和放弃治疗的希望。事实上骨扫描检查并不精确，一部分报告的初步诊断非最终结论，还需要进一步确诊。即使确诊为乳腺癌骨转移，虽已属晚期但并非终末期，发生后患者一般都有较长的生存期。临床上见到很多乳腺癌骨转移患者在确诊骨转移前，病灶已经扩大到相当程度而并无症状，在确诊骨转移后，经过持续规范合理的治疗，仍然有患者带癌生存多年，甚至超过 10 年，有文献报道 24 年后仍然健康生存的病例。

晚期恶性肿瘤发生骨转移并非乳腺癌患者特有，除了乳腺癌，比较容易发生骨转移的肿瘤还有多发性骨髓瘤、前列腺癌、肾癌等。75%~95% 的多发性骨髓瘤患者会发生骨转移，比乳腺癌骨转移的发生率还要高。乳腺癌的不同阶段发生骨转移的概率是不同的。对于乳腺癌患者来说，如果仅发生骨转移，反而提示愈后相对好，单纯乳腺癌骨转移患者比其他脏器转移者的预期生存机会和长期生存概率可能会更高一点。

乳腺癌骨转移的临床表现

乳腺癌的癌细胞转移到骨，吞噬和破坏骨质，取代骨质在骨骼中的位置，常表现为腰背疼痛、胸部疼痛、骨折，甚至截瘫等。当患者表述骨疼痛时，有经验的乳腺专科医生会警觉到，骨痛很可能是癌细胞扩散并发生骨转移的表现。已诊断骨转移的患者出现骨折时，医生会鉴别是否是骨转移所致的病理性骨折。当出现脊髓压迫以致截瘫时，可想而知，患者的生活质量会严重受损。在 25% 的乳腺癌病例中，骨骼比其他脏器较易发现癌细胞转移，因为骨转移有明确的骨痛症状。为什么会如此？还是不清楚，依据 Paget 医生的"种子土壤"理论，或许是因此骨的环境对乳腺癌的生长有利。

乳腺癌骨转移的治疗

国际指南和专家共识建议，如骨扫描的结果可疑，有骨转移的可能性，应加做转移部位的 CT 和 MRI。影像学检查会显示癌细胞吞噬骨骼留下空洞的溶解病变和癌的生长因子使骨骼密实的增生病变。一旦确定骨转移，治疗原则为减轻症状，提高生活质量。如果癌只转移在某个骨骼，建议放射治疗；如果是多处骨受累，通常使用治疗骨质疏松的药物（如双膦酸盐）来缓解骨痛，双膦酸盐还可以预防骨转移；如果在腰椎等重要部位发生转移致病理性骨折或脊髓麻痹，可紧急施行固定和减压手术以稳定身体功能和缓解神经压迫症状；也可以将放射线活性物质经静脉注射，由骨骼吸收，直接作用在癌细胞。

除了针对骨转移的治疗，一般选择倾向温和的治疗方法，尤其是对于激素受体阳性的晚期乳腺癌单一骨转移而没有其他内脏转移患者，或合并没有症状的其他内脏转移患者，推荐首选持续的内分泌治疗。对于 HER2 表达的转移性乳腺癌推荐抗 HER2 的靶向治疗。

乳腺癌骨转移患者的最佳治疗时机是在出现骨痛、骨折等症状之前，但临床上很多患者都是出现了骨痛、骨折等骨相关事件后才发现骨转移。

建议乳腺癌患者在定期的常规检查中加入排除骨转移这一项（如骨扫描检查等），以便做到及时监控。

没有任何已知的方法可以治愈骨转移，但新的治疗方法的研究从来没有停止，因此治愈的希望一直都在。

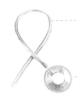

36 不可预测脑转移

随着乳腺癌患者生存时间的延长与药物对肿瘤复发和转移的有效控制，乳腺癌脑转移的发生率有增多的趋势。研究发现，HER2 阳性或三阴性乳腺癌是更具侵袭性的乳腺癌类型，转移到脑部的风险更高。一位 HER2 阳性 II 期乳腺癌患者在术后 5 年，突然感到头痛和虚弱，脑部 CT 扫描发现大脑里有多发的转移瘤病灶，被诊断为乳腺癌脑转移，进展为 IV 期乳腺癌。在 IV 期乳腺癌的患者中，10%~15% 的女性出现不可预测的脑转移，有时是唯一的转移部位。除了脑转移，其他转移脏器还有骨、肺和肝等。

TIPS

> 当乳腺癌发生脑转移时，患者会出现以下症状：头痛；由大脑控制的感官变化，如言语不清、视力模糊、平衡问题、头晕等；记忆问题；情绪或性格改变；癫痫发作；卒中，身体一侧突然虚弱或麻木、说话困难、视力改变、头晕和 / 或失去平衡。

乳腺癌脑转移的治疗方案

MRI 可以确定大脑中的异常病变是否为转移性乳腺癌，也可以用于评判治疗效果。少数情况下，若行肿瘤切除手术，活体组织检查可以明确诊断。转移性乳腺癌最常见的治疗方法是全身用药，全身用药包括化学治疗、内分泌治疗、靶向治疗和免疫治疗等。局部治疗通常不是脑转移的首选，但在脑转移出现某些严重症状时，可选择包括外科手术、全脑放射治疗和立体定向放射治疗的局部治疗。其中是否及时接受手术治疗、切除颅内转移瘤灶是决定患者生存期长短的关键因素。有症状的脑实质转移患者的中位生存期仅约 1 个月，95%~100% 的乳腺癌脑转移患者死于肿瘤及其周围水肿所致颅内压进行性增高。

　　有研究报道，按照乳腺癌分子分型，三阴性、HER2 阳性、激素受体阳性（HR+）的晚期乳腺癌脑转移发生率分别为 25%~46%、30%~55% 和 10%，中位总生存时间分别为 6 个月、20 个月和 10 个月。由于根据分子分型治疗乳腺癌脑转移的临床证据和指南有限，目前根据美国放射治疗及肿瘤学会（ASTRO）不分瘤种脑转移治疗指南和美国临床肿瘤学会（ASCO）关于 HER2 阳性乳腺癌脑转移指南（但针对三阴性乳腺癌和激素受体阳性乳腺癌脑转移的治疗指南还没有），临床上的共识建议"手术 + 放射治疗"仍是局部治疗的主要手段，靶向治疗只是术后辅助治疗的一种有效手段。

　　晚期乳腺癌患者平均生存期为 2~3.5 年，25%~35% 的患者存活 5 年，10% 的患者存活超过 10 年，2% 的患者被治愈。

　　晚期乳腺癌患者的生存期与乳腺癌的类型是否更具转移风险、是否对化学治疗和激素治疗敏感、转移到什么器官、首次出现转移的间隔期等因素有关。

　　假如乳腺癌转移出现于首次诊断出癌症之后的 6 个月内，比首次诊断出癌症之后的 6 年才出现转移的乳腺癌更具攻击性。

　　癌转移到身体的哪个器官也是关乎生存时间的重要因素，发生于大脑转移的晚期乳腺癌患者，比发生于肺、肝、骨的患者似乎生存期更短。

　　乳腺癌脑转移的预后与乳腺癌分子亚型、KPS 评分、脑转移瘤肿数量和大小、颅外转移情况等因素有关。

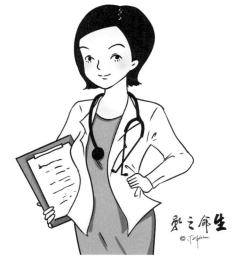

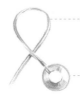

37 "相爱相杀" 肝转移

确诊乳腺癌肝转移时在肝脏往往已出现广泛转移的病灶，并伴发骨、肺、脑等全身多处脏器转移，其预后差且生存期短，是目前的研究难点。当乳腺癌转移进入肝脏，最初不会有明显的症状，常通过肝功能检查发现异常时才被发现。肝功能检查是检测血液中某些酶和蛋白质水平的实验室检查方法，如果出现肝功能指标异常增高，可能表示肝脏已受损。乳腺癌是否肝转移，除了一些肝损害的临床症状以外，检测肝功能水平和肿瘤标志物 CA15-3、CEA 等水平，更可以借助超声或超声造影、CT 扫描、MRI、PET 扫描等影像学检查明确诊断。

TIPS

> 当乳腺癌发生肝转移时，患者会出现以下症状：肝区疼痛或不适、疲劳和虚弱、体重减轻和食欲不振、发热、腹胀、腿部肿胀、皮肤或巩膜黄染。

乳腺癌肝转移的发生机制

乳腺癌细胞经过血液途径或淋巴液途径在肝脏中形成转移灶并不断生长是一个复杂的过程，是肿瘤细胞和机体自身相互选择、共同作用的结果，戏称为"相爱相杀"。依据"种子和土壤"学说，肝脏的微环境为乳腺癌细胞提供了合适的"土壤"，近年有研究证实癌细胞在"土壤"里通过复杂的分子机制得以生长。乳腺癌已经被证实有循环肿瘤细胞（CTC）的存在，CTC 是指生长于血液循环中的具有高转移潜能和高增殖能力的肿瘤细胞，CTC 可通过血液形成微转移病灶，在一定条件下发展为转移癌从而加重病情。CTC 理论和"种子和土壤"学说相辅相成。

乳腺癌肝转移的诊断

当怀疑乳腺癌肝转移时，外科医生可在放射科医生的协助下，使用介入成像手段和影像精确定位，采用经皮肝穿刺获取怀疑癌转移的病灶，在显微镜下检查活检组织，给出癌转移的病理诊断。使用腹腔镜检查的手术方式，切取病变的一些肝脏组织，同样是明确转移性乳腺癌的病理诊断方法。只有当病理医生给出乳腺癌肝转移的组织学特征的诊断，如激素受体状态和 HER2 状态等，肿瘤科医生才能为患者制订更优化的治疗方案。因为癌转移的病理结果可能与最初诊断乳腺癌的病理结果不同，也就会直接导致治疗决策的不同，如是否使用激素治疗、靶向治疗、化学治疗等。所以应对转移灶再次活检以确定 ER/PR 及 HER2 状态，如果无法安全取得活检样本，则应按照原发癌的 ER/PR 及 HER2 检测结果选择治疗方案。

乳腺癌肝转移的治疗

一般情况下，50% 乳腺癌肝转移患者的肝实质都会被累及，而孤立性转移灶仅占 5%~10%，不幸的是，只有 2% 患者能进行手术治疗。笔者曾经诊治过一位Ⅳ期 ER/PR 阳性、HER2 阳性晚期乳腺癌伴孤立性肝转移的患者，经过化学治疗加靶向治疗的新辅助治疗后，幸运地行乳腺原发肿瘤的切除和腹腔镜下的肝转移灶切除，延长了生存期，取得比保守治疗更好的预后效果。

在不能行手术治疗的患者中，全身治疗是唯一的治疗手段。美国国家综合癌症网络（NCCN）乳腺癌临床实践指南建议，如果乳腺癌出现无症状的内脏转移（包括肝转移、骨转移、软组织转移），同时是激素受体阳性乳腺癌，可以首选内分泌治疗，推荐一线方案来曲唑联合新药 CDK4/6 抑制剂（帕博西尼），可延缓肿瘤进展。如果同时是 HER2 阳性乳腺癌，可以与曲妥珠单抗和帕妥珠单抗联合治疗，而不是将化学治疗作为首选的治疗方法。如果是三阴性乳腺癌，则考虑细胞毒药物（如长春瑞滨、紫杉醇、卡培他滨等）。

除此以外，动脉介入疗法也是乳腺癌肝转移的治疗方案之一，其他还有射频消融术、经皮激光热疗、放射治疗等，都在临床治疗上得到应用。

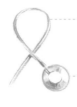

38 综合诊治肺转移

乳腺癌是发生肺转移的最常见癌症之一，一般癌细胞通过患处胸壁直接浸润蔓延，经淋巴转移和血行转移而出现在肺部。当乳腺癌进入肺部时，通常不会有明显的症状，一般会在随访时通过胸部 CT 成像发现肿瘤。

> **TIPS**
>
> ＞ 如果乳腺癌发生肺转移，可能的症状包括：肺部疼痛或不适、呼吸急促、喘息、持续咳嗽、咳血和黏液。

乳腺癌肺转移早期的症状需与普通感冒或上呼吸道感染的症状鉴别。如果怀疑肺转移，胸部 CT 或全身 PET 扫描等检查可以帮助明确诊断。其中最重要的是鉴别肺部发现的肿瘤是原发性肺癌（原始生长在肺部的肿瘤）还是转移性肺癌（乳腺癌转移而来的肿瘤），因为原发性肺癌与转移性乳腺癌肺转移选择的治疗方案不同。

在人体任何位置（骨骼、脑、肺或肝脏）的转移性乳腺癌最常见的治疗方法是全身用药，全身用药包括化学治疗、激素疗法、靶向疗法和促进骨形成药物。如果没有其他部位的转移，出现肺转移并不一定是不可治愈的乳腺癌的临终阶段，而有肺转移瘤切除术指征的患者则意味着生存期的延长。有研究显示，超过 1/3 的乳腺癌肺转移患者能获得长期生存，存活期超过 5 年。孤立性或多发性肺转移瘤切除术目前已成为局部有效的治疗手段。肺转移瘤切除术也可用于晚期乳腺癌的再分期和分型、提示预后、指导进一步的全身治疗，也有一部分肺转移患者在化学治疗等全身治疗后再行肺转移瘤切除术。

如果双肺出现广泛转移的患者就无法采用根治性术，在选择全身治疗的方案之前，明确肺转移的诊断和转移瘤的病理类型是必要的。胸外科医生采用以下微创手段获取癌组织标本：支气管镜细胞学检查、肺穿刺活组织检查、胸腔镜手术切取组织检查。

获取到组织样本，病理医生确认肺转移瘤的类型和分子分型特征，如 HER2 状态和激素受体状态等，有时转移性乳腺癌与原始乳腺癌并不完全相同，患者应选择个体化治疗方案。

虽然乳腺癌发生肺转移后病情已属晚期，预后较差，但如果积极的早期手术干预和化学治疗、放射治疗、靶向治疗等综合治疗仍可延长患者的生存时间，改善患者的生活质量。

　　药物治疗乳腺癌肺转移可考虑选择多靶点、多导向、安全性好的复合结构药物。推荐适合肺转移患者的临床试验让患者有机会接触最新的检查和治疗方法。

　　中药治疗也可有效治疗晚期转移性乳腺癌，中西医结合对一部分患者来说，也是更好的治疗策略。

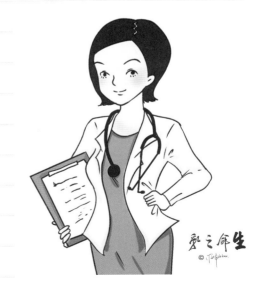

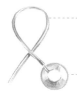

39 维持姑息路漫漫

虽然转移性乳腺癌几乎不能治愈，但仍有某些患有转移性乳腺癌的女性能够存活几年甚至十几年，并且维持较高的生活质量。乳腺癌即使发生全身转移，也俨然成为可以带癌长期生存的慢性疾病。在一段比较长期的生存过程中，医生要如何治疗和面对晚期乳腺癌的患者？著名医药学家孙思邈说："见彼苦恼，若己有之，深心凄怆。"

治疗晚期乳腺癌的一般原则

• 确保患者的生活品质，延缓乳腺癌的进展。

• 无症状脏器转移（包括骨、肺、肝等一处转移）的患者，一般建议化学治疗、内分泌治疗和靶向治疗等全身疗法对癌症进行长期控制。

• 晚期激素受体阳性乳腺癌首先仍采用副作用小于化学治疗的内分泌药物治疗，尽量长期维持，当一种内分泌药物耐药时，可选择换另一种内分泌药物继续维持治疗。

• HER2 过量表达乳腺癌仍采用抗 HER2 靶向治疗直至出现耐药，仍可以换用其他的靶向药物和 / 或联合化学治疗。

• 开始采用化学治疗，尽量选择单药治疗维持，直至疾病进展和无效才采用联合方案。

• 局部复发（如乳房内复发、腋下淋巴结肿大）可通过手术清除肿瘤，单一转移病灶可通过放射治疗（如骨、脑和锁骨上淋巴结转移）控制肿瘤发展。

• 持续三线治疗后肿瘤仍进展，应考虑停止肿瘤治疗，转而接受临床试验和姑息治疗。

晚期乳腺癌维持治疗的化学治疗药物

- 烷基化剂（卡铂、顺铂和环磷酰胺）：通过在 DNA 上添加化学基团，破坏 DNA。

- 蒽环类药物（多柔比星和表柔比星）：破坏和干扰 DNA 合成。

- 抗代谢类药物（卡培他滨、吉西他滨和氟尿嘧啶）：干扰 DNA 的生物合成。

- 微管蛋白抑制剂（多西他赛、艾日布林、伊沙匹隆、紫杉醇和长春瑞滨）：阻止细胞分裂。

晚期乳腺癌维持治疗的内分泌治疗药物

- 抗雌激素药物（他莫昔芬、托瑞米芬和氟维司群)：阻止雌激素作用于癌细胞。

- 芳香化酶抑制剂（阿那曲唑、来曲唑和依西美坦）：抑制绝经后女性体内雌激素的合成。

- 促黄体素释放素激动剂（醋酸戈舍瑞林和醋酸亮丙瑞林）：抑制黄体生成素释放激素（LHRH）的分泌，从而阻止卵巢分泌更多雌激素。

晚期乳腺癌维持治疗的靶向药物

主要包括：曲妥珠单抗、帕妥珠单抗、TDM-1、拉帕替尼、贝伐单抗、依维莫司、帕布昔利布、吡咯替尼、CDK4/6 抑制剂。

TIPS

> 1998 年，美国临床肿瘤学会（ASCO）提出：肿瘤专家以及姑息团队的职责不仅仅在于治疗癌症，而应该将姑息治疗与标准抗肿瘤治疗贯穿疾病治疗全过程。

> 世界卫生组织对姑息治疗的定义是：姑息治疗医学是对那些对治愈性治疗不反应的患者完全且主动的治疗和护理。控制疼痛及患者有关症状，并对心理、社会和精神问题予以重视。其目的是为患者和家属赢得最好的生活质量。可见，医者们对于晚期患者的关怀需求与对症状的治疗是同等重视的。

> 10 月 8 日是世界临终关怀和姑息治疗日，让姑息治疗的理念逐渐普及，使患者在癌症晚期无法治愈时有质量地活着，有尊严地死去。生死两相安。

✍ 大多数晚期转移性乳腺癌患者，通过医生与之交换治疗意见，比较愿意接受温和有效的维持治疗和无痛有爱的姑息治疗，这可能是晚期癌症患者最好的选择。姑息和维持治疗并不意味着放弃治疗，相反，是对患者可能的长期生存采取的更为积极且全方位的管理和干预。姑息治疗也被称作"支持治疗"，主要用以缓解因肿瘤或治疗引起的疼痛等不适症状和心理疏导，对肿瘤治疗起到辅助和缓解的作用。

✍ 晚期乳腺癌的治疗决策，维持与姑息相辅相依之路，关注的是"人"，而不仅仅是"病"。"关爱你的病人（Take care your patient）"这是现代姑息治疗创始人西西里·桑德斯女士的倡议。

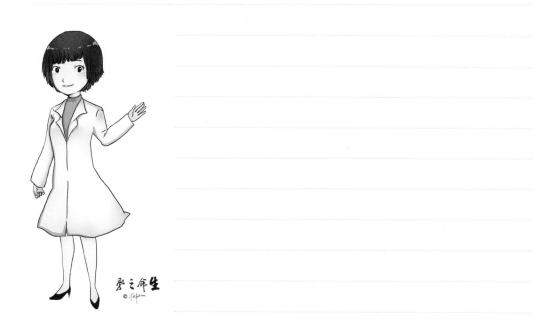

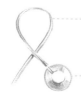

40 中医西医两结合

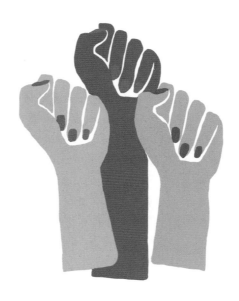

当患者被确诊乳腺癌后，会出现一连串的未知问题。不知道乳腺癌是如何在自己身上发生的？发展到什么程度？要如何治疗？各种治疗方式疗效如何？预后又如何？患者因而出现恐惧、焦虑的情绪，而后透过各种途径了解中西医及各种自然疗法等。有些患者在未经过充分思考，就盲目地选择某种治疗方法。

一部分肿瘤早期患者迷信所谓的中医秘方和偏方治疗，夸大现代西医治疗的副作用，拒绝合理的手术、化学治疗或放射治疗，最终延误治疗时机。抗癌之路走偏了。而另一部分患者仅相信现代西医治疗方式，忽略精神饮食的调理，并认为中医药治疗不能治愈肿瘤而放弃合理的中医治疗带来的益处。

西医的手术、放射治疗、化学治疗、内分泌治疗、靶向治疗的作用强大，早期乳腺癌经过规范化、个体化的综合治疗，大多可获得治愈，而中期和部分晚期乳腺癌也可得到有效控制。晚期癌症患者经西医的各种姑息替代治疗后可减轻痛苦，改善生活质量。但不可否认，西医的抗癌治疗有一定的副作用，损伤机体的免疫功能，影响生活质量。作为西医替代治疗的中医药抗癌作用温和，长于整体调理，扶正固本，可增强乳腺癌患者机体免疫力，改善生存质量，但短期缩小肿瘤的效果不如西医显著。

临床观察证明，把中医与西医进行有机的结合，取长补短，充分发挥两者的治疗乳腺癌之长，可在提高疗效、延长患者生存，以及维护和改善癌症患者生存质量方面，取得比单纯中医或单纯西医治疗更佳的疗效。

TIPS

> 中医药在乳腺癌治疗中扮演了重要的角色，主要包括以下四个方面：
- 中医药配合乳腺癌的手术、放射治疗、化学治疗等，联合应用可减毒增效。
- 老年人或体力状态差、不能耐受手术、放射治疗、化学治疗的乳腺癌患者，可尝试单纯使用中医药治疗。
- 完成多次手术或放射治疗、化学治疗的乳腺癌患者，病情仍然进展，不能从西医治疗中获益，可以采用中药巩固和维持治疗。
- 治未病：乳腺癌患者康复期使用中医药可预防复发和调理治疗。

西医规范精准，中医博大精深。

在抗击乳腺癌的战线上，中西医结合，各自发挥着重要而不同的作用。

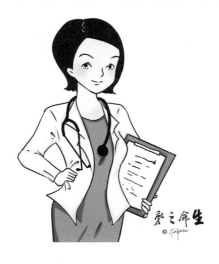

预防康护篇

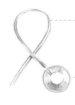

1 "叶状肿瘤" 真面目

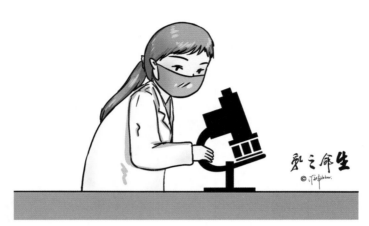

　　乳腺叶状肿瘤（PTB）很少见，占乳腺肿瘤总数 1% 以下。可以发生在女性任何年龄段，大于 40 岁的女性，如果被发现叶状肿瘤，往往会迅速发展，具有恶性潜能。良性叶状肿瘤通常比恶性叶状肿瘤发病更趋年轻。叶状肿瘤在男性中极为罕见。叶状肿瘤不被称为"癌"，是因为它在乳房被称作"基质"的结缔组织中发展，基质包括乳房周围的乳腺导管、乳腺小叶、血管和淋巴管周围的脂肪组织和韧带。"叶状（phyllode）"这个名字来源于希腊语"叶（phullon）"，是指肿瘤细胞以叶状乳突插入形式生长的事实。

　　触诊叶状肿瘤和切除后肉眼观察看起来像常见的良性乳腺纤维腺瘤。纤维腺瘤是乳房最常见的缓慢增长的肿块，特别是在年轻的女性中。纤维腺瘤和叶状肿瘤之间的差异是叶状肿瘤趋向于更快速地生长，并且在生长后大约 10 年发展，40多岁女性多见，这种差异可帮助医生区分叶状肿瘤和纤维腺瘤。虽然大多数叶状肿瘤是良性的（非癌性的），但有一些是恶性的（癌性的），还有一些是交界性的（在非癌性和癌性之间）。所有三种叶状肿瘤都趋向于快速生长，并且需要手术来降低乳腺叶状肿瘤局部复发的风险，极个别的恶性叶状肿瘤有远处转移的风险。

　　叶状肿瘤往往通过手术活检才被诊断，活检是用来判断是否是叶状肿瘤的唯一方式。临床曾见有 40 多岁的患者患叶状肿瘤行手术切除，前后经历 5 次以上的手术，从最初的良性叶状肿瘤切除到交界性的叶状肿瘤切除，接着又复发为恶性的叶状肿瘤，行乳房切除，以后出现局部复发、侵犯和远处转移。所以如果诊断怀疑叶状肿瘤，最好使用肿块完整切除活检，病理检查整个肿瘤往往是必要的，以做出正确的诊断，明确性质。在肿块穿刺活检过程中采集的较小的组织样本可能不足以确认肿块是叶状肿瘤。

无论是良性的、交界性的还是恶性的叶状肿瘤，手术方式相同，切除肿瘤以及周围至少1厘米的健康乳房组织。有一些医生认为应该去除更宽的健康组织边缘，这种方法被称为"广泛切除"。广泛的切除是重要的。研究表明，当广泛的切除没有完成，叶状肿瘤更有可能在乳房的同一区域复发。如果叶状肿瘤被病理判断为恶性，可能更快复发并且更有可能在乳房外复发，复发或转移的风险与叶状肿瘤的组织学分级有关。在某些情况下，乳房可能被切除。恶性叶状肿瘤很少扩散到腋下淋巴结，所以在大多数情况下，不做腋淋巴结切除手术。一部分没有扩散到乳房外的恶性叶状肿瘤推荐放射治疗，若发生转移，还可选择化学治疗。

 手术切除叶状肿瘤后，无论是良性或恶性，患者都必须密切随访。

 已知称为 Li-Fraumeni 综合征的罕见遗传病会引起叶状肿瘤。

 低于 5% 的叶状肿瘤在两年内会卷土重来，可能局部复发，也可能转移。

 由于叶状肿瘤非常少见，医生往往根据具体情况和经验做出治疗决策。

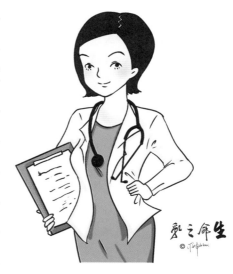

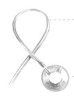

2 莫将"浆乳"误判癌

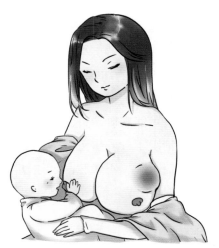

认识乳腺炎

乳腺炎，中医称为"乳痈"，是乳腺组织发生的炎症，根据病程分为急性乳腺炎和慢性乳腺炎，根据病理特点分为哺乳期细菌性乳腺炎和非哺乳期非细菌性乳腺炎。哺乳期细菌性乳腺炎一般为急性发作，是由于哺乳期乳汁淤积和乳管阻塞的一般细菌感染导致的化脓性乳腺炎；非哺乳期非细菌性乳腺炎大多是一种慢性的非细菌性炎症，常命名为"浆细胞性乳腺炎"或"浆乳"（PCM）。由于它病理特点复杂多变，又有多种命名，如"闭塞性乳腺炎""乳腺导管扩张症""粉刺样乳腺炎"等。

现代社会，女性需要承担更多的社会和家庭责任，往往倍感压力，PCM 的发病率也有所上升。PCM 发生在 30 岁以上女性为多，大多数患者有乳头内陷畸形，乳腺导管上皮不典型增生，分泌功能紊乱，乳管内分泌物积聚，乳管扩张，产生的化学物质刺激乳腺组织引起炎症。PCM 易误诊为以下疾病：细菌性乳腺炎、乳腺导管扩张症、乳腺结核、乳腺癌，最可怕的是误诊为乳腺癌，所以需要病理组织活检确诊。

如果在哺乳期出现发热、乳头排乳不畅、乳房局部红肿热痛等，就可能患有哺乳期细菌性乳腺炎，通过疏通乳管和一般抗炎治疗，大多会完全治愈。如果在非哺乳期突然感觉乳房局部疼痛，在乳晕下触及较硬的肿块，边界欠清，乳房皮肤有红肿和橘皮样改变，但并没有发热，也许几天后肿块有所消退，但红肿会再次发作，肿块逐渐变大，逐渐发展为小脓肿，使用抗生素治疗效果不佳，最后形成大脓肿，不得不通过外科手术切开乳房皮肤，引流脓液。有时红肿会自行破溃，迁延不愈，形成瘘管，甚至彼此相通，难以愈合，乳房外观千疮百孔。这就是浆细胞性乳腺炎的临床表现，很多女性不认识这种病。

浆细胞性乳腺炎的治疗

一旦明确诊断后，治疗还是很棘手的，需要耐心长期应对。研究提示，浆细胞性乳腺炎 PCM 不是细菌引起，一般不必使用抗生素，如果发病时合并感染，那感染的细菌也以类结核杆菌的分枝杆菌多见，所以对普通的抗生素治疗效果不明显。一般建议服用抗结核的三联药物（异烟肼、利福平、乙胺丁醇），需要维持治疗一年以上，有效而不易复发。

中医治疗是一种选择，急性期采用清热解毒、消肿散结，慢性期采用温热药。

手术是治疗的另一种选择，外科医生必须正确诊断乳管内微小病变，严格掌握手术指征，鉴别导管扩张症和乳腺癌，而选择最佳手术时机很重要。在扩张期和炎症期，以中药外敷内治为主；在脓肿期，手术以抽取脓液和局部切开排脓为主；瘘管期可选择切除有病的乳腺导管，关键是翻转乳晕，彻底清除病灶，清洁所有创面，以求达到根治的目的，同时保持外形的完美，必要时需行乳头内翻整形术，避免再次复发。

TIPS

> 预防"浆细胞性乳腺炎"要做到：
- 保持乳头和乳晕区的清洁，适当清除分泌物。
- 避免穿戴过紧的上衣和不透气的乳罩。
- 均衡饮食，劳逸结合，提高自身免疫力。
- 定期做乳腺筛查，不要延误诊断，争取一次性治愈。

由于手术要求切除的病变范围比较大，往往会造成乳腺外观受损，手术后 20% 左右仍会复发。所以，目前浆细胞性乳腺炎的治疗，更多的是考虑中西医结合的治疗方法，在中医辨证施治的前提下，合理选择可行的外科手术，避免不必要的过度手术。

鉴于浆细胞性乳腺炎的治疗难度，积极宣传"治未病"的预防理念更重要。

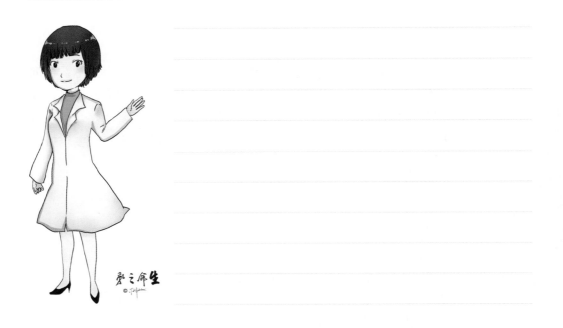

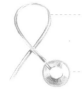

3 抑郁疼痛是"好友"

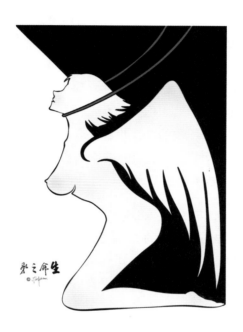

健康的乳房对女性来说有重要的意义，但乳腺疾病一直威胁着女性健康，如乳腺增生、乳腺囊肿、乳腺炎、乳痛症等，如果不能及时的治疗会有癌变的可能，最终导致乳腺肿瘤的发生，更给女性带来无休无止的烦恼和忧愁。近年来女性患乳腺疾病的人数越来越多，前往乳腺专科门诊就诊的人数也居高不下。是什么原因导致了乳腺疾病的高发呢？就诊的女性是否都患有所谓的乳腺病变呢？

诱发乳腺疾病比较重要的相关因素是精神压力。现代人面临很多的竞争，失去了自然的生活方式。如人们的作息时间通常是晚上加班熬夜，习惯咖啡、香烟和被基因改造的食物，情绪易波动，家庭关系不和谐等。女性几乎承担着工作和家庭的大部分的压力，久而久之，女性的身体及心里无以承受，又找不到适当的排解方法，就容易引发焦虑和忧郁等心理精神方面的症状，继而造成乳腺病变。

中医认为怒伤肝、肝气郁结、两肋胀痛，乳房和肝经有着密不可分的关系。当女性总是处于怒、愁、忧、虑等不良情绪状态，就会抑制卵巢的排卵功能，出现孕酮减少，使雌激素水平相对增高，导致乳腺增生，引发乳腺疼痛，甚至是乳腺病变。

谈到抑郁症，也许你能明白这是一种悲伤的情绪、心痛的感觉。但是你是否了解抑郁症患者的痛不仅仅是心痛，更有躯体的疼痛？抑郁和疼痛是"好友"，有1/4的可能同时存在，原因是抑郁和疼痛在大脑中的管理有部分是共同的。抑郁症的疼痛以慢性、机体多部位疼痛居多，而乳房疼痛是其中常见的症状之一。排除乳腺疾病本身引起疼痛等因素后，乳腺慢性疼痛患者同时患有情感障碍的可能性更大，常常在乳腺科门诊诊治乳腺疼痛的女性，有忧郁倾向的患者合并乳腺疼痛的病例远多于单纯乳腺疾病所致的乳房疼痛。乳房疼痛可掩盖抑郁症中的情绪症状，导致延误诊断及延误治疗。存在乳房疼痛等躯体症状的患者比仅有精神症状的患者，抑郁症的正确诊断率更低。

抑郁症患者疼痛的部位常见于：四肢、关节、背痛、胸痛、颈部、头部，通常为多个部位同时存在。抑郁症患者的疼痛既有可能是共病的躯体疾病的症状，也可能是抑郁发作时伴随的不明原因的疼痛症状。约有42.8%的抑郁患者的疼痛无法用躯体疾病解释。当你的乳房疼痛无法用乳房病变来解释时，小心是背后的抑郁症作祟。

女性是抑郁合并疼痛的危险因素之一，抑郁症的某些症状，如快感缺乏、睡眠问题、焦虑症状均与女性激素波动引起的焦虑、失眠、性冷淡等症状相似，并与疼痛症状的严重程度相关。抑郁和疼痛的共存，可以用共同的神经生物学通路以及生理学背景来解释。其中涉及最多的神经生物学通路就是激素分泌的下丘脑－垂体－肾上腺轴，而神经递质（如谷氨酸、P物质、5-羟色胺、去甲肾上腺素、多巴胺、脑源性神经营养因子、细胞因子、催产素等）也都在慢性疼痛和抑郁中被激活。抑郁中的5-羟色胺等化学通路故障也可导致躯体疼痛症状。

乳房疼痛需鉴别诊断，分清心理因素和躯体疾病，分而治之。面对乳房疼痛，面对抑郁症，良好心态帮你渡过难关。乐观的情绪是乳腺疼痛和病变的最好防御武器。请你保持心情的舒畅、改变不良的生活习惯，而当抑郁和疼痛来袭时，不要恐惧，莫要烦恼，必要时寻求精神科医生的诊治，用抗抑郁药物在治疗抑郁的同时，也能治疗伴随的疼痛症状。

总之，一部分乳腺疼痛的女性患者因抑郁引起，而抑郁患者更是常常伴有严重的躯体疼痛。存在疼痛症状的抑郁症患者疼痛的不仅仅是心理，她们更需要大家的关爱和理解。

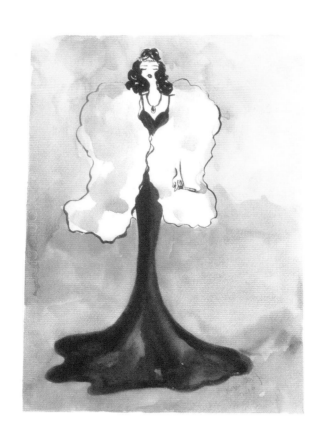

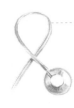

4 术后随访大学问

乳腺癌的治疗不能仅以患者治疗后近期恢复即告结束，如果出现复发或转移需积极治疗。因此乳腺癌患者在经历了前期的手术、化学治疗、放射治疗后，医生要求患者随访。所谓随访，是指监测记录和管理乳腺癌患者后续治疗的长期效果并检查癌症可能存在的任何征象，及时确定异常检验结果和可疑影像表现，尽早发现复发转移和新生的癌症，并予以积极的关护。临床发现乳腺癌患者术后3年内，乳腺癌复发或转移的风险比较高，随访的时间间隔相应就短。行手术或放射治疗、化学治疗5年以上的患者，肿瘤复发和转移的风险明显降低，随访的时间间隔应适当延长。

随访目的

• 早期：观察手术伤口愈合情况，管理术后化学治疗、放射治疗等辅助治疗的进程，评估药物疗效与不良反应。

• 后期：定期全身及局部复查，跟踪癌症可能复发或转移的情况，维持治疗和管理，给予康复建议和指导。

随访时间

• 术后第1、2年内，每3个月1次。

• 术后第3、4年内，每半年1次。

• 术后第5年开始，每年1次。

随访内容

• 体检：患侧胸部、健侧乳房、腋部、颈部和腹部等全身的变化。

- 乳腺钼靶和超声。

- 血生化常规及肿瘤标志物。

- 腹部超声或 CT 扫描。

- 盆腔及妇科的检查。

- 肺部 X 线摄片或 CT 扫描。

- 血脂和心血管系统检查。

- 骨显像、骨密度检测。

- 脑部 CT、MRI 检查。

- 必要时乳腺 MRI、乳腺 PET 和全身 PET-CT 检查。

大部分情况下，乳腺癌患者通过随访关护可发现肿瘤复发和新生肿瘤，但仍有一部分患者在随访时体检可能一切正常，而之后却突然发现癌症又回来了。在两次随访之间出现的癌症，被称为间期癌，间期癌与随访间隔时间的长短和乳腺癌潜在复发可能的时间长短有关。两次随访之间，如果患者出现胸部、腋下、颈部的肿块、咳嗽、胸闷、头痛、骨痛等表现，则要警惕乳腺癌转移，需随时检查；如果没有出现症状，则只需按时正规随访。

非乳腺癌女性在两次健康筛查之间也会发生间期癌。

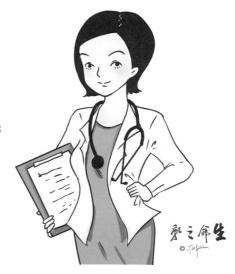

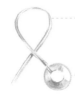

5 乳房保养重身心

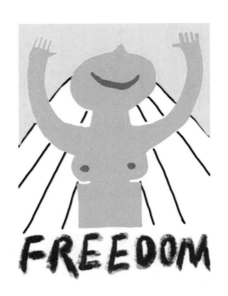

　　女性的一生中，会经历婴孩期、青春期、成年期和老年期。而作为女性特有的重要器官，乳房也伴随着生理年龄的增长而发生改变，每个时期乳房的发育和改变或多或少地影响着女性的心理和生理。乳房的状态和变化不仅与女性的身体息息相关，也与心理健康有关。

　　随着乳腺疾病（如乳腺增生、乳腺结节、乳腺囊肿、乳腺癌等）发病率的上升，更多的女性关注起乳腺健康和保养的话题。据统计，大多数女性从来没有真正认识自己的乳房，也并不知道健康的乳房是怎样的，或者不健康的乳房有些什么改变。女性只有正确认识健康的乳房，才会察觉乳房的改变和病变，也更懂得如何保护乳房。

什么是健康的乳房

　　健康的乳房因人而异，形态不一，多数女性一侧乳房比另一侧要稍大，原是不对称的，就像人的脸，左右两边也不完全一样。乳房本身的形状是水滴状的，成对位于胸部，以胸骨为中心，左右乳房向两侧上下延伸至左右腋部。乳晕是乳房中环绕乳头的深色区域，不同人种颜色会不同，有粉红色、深棕色、黑色等，怀孕的女性乳晕颜色会加深。乳晕围绕的是乳头，那里是乳管的开口所在，一般有 15~20 个出口，乳管在此像大树干，再分叉小枝，进入乳房深处，分支的最末端连接乳腺小叶，这里产生乳汁。哺乳的女性在排乳时可以清晰地观察到这些细小的乳管。乳晕周围还分布着一些小的突起，称为蒙哥马利腺。乳房内在结构主要由脂肪和乳腺组织组成。乳房后面有胸肌和肋骨，肋骨后面就是重要的心脏和双肺。乳房以结缔组织与身体结合，成为女性身体上特有的美丽。乳房也有血液循环和淋巴循环系统来支持乳房的营养和运动。

乳房是如何发育和变化的

乳房发育经历婴儿期、青春期、月经期、哺乳期、绝经期、绝经后期。人类的生物属性是哺乳动物，不同哺乳动物拥有不同数目及不同大小的乳房，而人类的乳房组织在胚胎 6 周时，由一条叫乳腺嵴的组织开始发展，由腋下延伸至腹股沟，9 周时就退化成仅分布在胸部的一对乳头（其他哺乳动物则保持这条嵴，所以有多对乳头），也有一部分女孩，在腋部或腹部会遗留没有完全退化的乳头，这就是乳房发育时出现的副乳腺。青春期乳房开始长大，刚开始是乳头下方的芽苞，往往感觉有一点疼，然后不断长大，直到女孩月经来潮。月经期的激素周期性变化也会影响乳房，导致乳管增生，小叶生长，这些是生理性的变化。一旦怀孕，乳房进一步增大，乳晕变深，这时乳房就完全成熟。绝经期乳房会变得柔软、松弛。女性到 35 岁以后，乳房组织和脂肪慢慢丧失，衰老致乳房出现下垂、乳晕收缩。绝经后期，由于雌激素水平的高低波动，每个女性乳房的腺体退化程度也就不同，雌激素若仍维持高水平，则罹患乳腺癌的概率就高，但罹患骨质疏松的概率会降低。

如何察觉乳房的病变

乳房是人身体的浅表器官，一旦出现病变，总会察觉一些蛛丝马迹。女性常常会自己发现乳房肿块、乳房疼痛、乳头溢液、乳头凹陷和乳房皮肤改变、淋巴结肿大等，如果不能用正常生理性乳房改变解释，最好的办法就是去乳腺专科医院就诊检查以明确是否有乳房病变。女性常把正常乳腺或乳腺增生当作肿块，所谓发现的肿块也许并不是真正的肿瘤。发现乳头溢液、乳房疼痛时，不必过于紧张，大多数属于乳房的良性病变。如果发现乳房无痛性肿块，局部皮肤凹陷水肿、乳头溢血等情况，就有乳腺癌的可能性。所以女性了解乳房自查和乳腺疾病筛查的基本知识，学习如何保养乳房是重要的。

如何乳房自查和乳腺疾病筛查

自查乳腺时手指并拢，以指腹轻压乳房表面，左手查右乳，右手查左乳，不应抓捏，应顺时针触摸，最后触及乳晕区和轻挤乳头，注意有无异常分泌物。每月自查的时间安排在排卵前，也就是两次月经来潮的中间时期。乳腺疾病筛查需要定期由乳腺专科医生体检及相应的影像检查，主要目的是早期发现乳腺病变（尤其是乳腺癌），早期诊断和治疗。中国抗癌协会指南推荐 40~45 岁女性，每年做 1 次乳腺 X 线检查，或与 B 超检查联合。

如何保养乳房

女性要注意避免乳房受到外力挤压；穿戴合适透气的胸罩；选择适当年龄婚育和产后哺乳，维护夫妻的性和谐；坚持锻炼身体，控制体重；改变不良的饮食和生活习惯，不吸烟，不喝酒，合理膳食，保证全面营养，切忌不当减肥；工作中保持乐观开朗的心情，生活规律；学会舒缓压力，避免焦虑、紧张、劳累、熬夜等；保持乳房的清洁卫生；乳房按摩并非乳房保健必需的，精油丰胸和服用乳房保健品千万要权衡利弊。

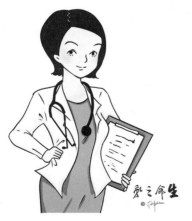

身体和心理健康是乳房健康的前提，女性要关注自己身体和心理的各种变化，学会呵护自己的身心健康，劳逸结合，才能更好地保护乳房。

乳房保养重在身体调整和心理平衡，身心兼顾。

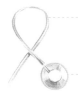

6 三级预防看过来

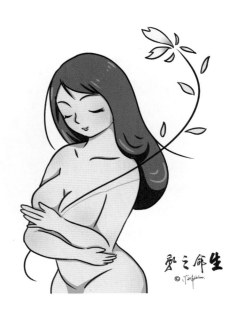

　　人类医学的发展和长期研究表明，恶性肿瘤是由环境、营养、饮食、遗传、病毒感染和生活方式等多种不同的因素相互作用而引起的，所以目前尚无可利用的单一预防措施。国际抗癌联盟认为 1/3 癌症是可以预防的，1/3 癌症如能早期诊断是可以治愈的，1/3 癌症可以减轻痛苦和延长生命。

恶性肿瘤的三级预防

　　当乳腺癌离你很远时，要如何预防乳腺癌的发生？当乳腺癌就在你的身边，又要如何早期发现和治愈它？同所有的恶性肿瘤一样，乳腺癌的预防也要遵循三级预防的理念。

- 一级预防：消除或减少可能致癌的因素，防止癌症的发生。

- 二级预防：早期发现癌症并予以及时治疗。

- 三级预防：癌症治疗后的康复，提高生存质量和延长生命。

一级预防：病因预防

约 80% 以上的乳腺癌与生活方式和环境因素有关。改善生活习惯，如戒烟、戒酒，避免营养过剩（包括高脂肪、高热量、动物蛋白饮食），尽可能选择非激素替代治疗方法治疗更年期综合征，降低雌激素对乳腺的刺激，减少乳腺的 X 线照射这些都是较为重要的。注重有乳腺癌家族史和乳腺良性病变、月经初潮早、绝经晚、不孕不育不哺乳的女性人群。近年来开展的乳腺手术（乳房切除）和化学预防（如抗雌激素药物）均属于一级预防范畴，但预防措施的长期效果和其可能带来的副作用尚需临床实践观察证实。

二级预防：早期发现、早期诊断与早期治疗

在无症状的"健康"人群中发现早期乳腺癌患者，提高他们的生存率、降低病死率，这是二级预防中的一级预防效应。中年和高危女性定期自我检查和筛查是较确切可行的方法，通过常规每 1~2 年的乳腺专科普查，接受乳腺专科医生手诊，选择推荐的乳腺彩超、乳腺钼靶、乳腺磁共振等检查，一方面从中发现乳腺癌前病变并及时治疗，例如及时治疗乳腺导管上皮增生伴不典型增生病变；另一方面尽可能发现较早期的乳腺癌并进行治疗，如乳腺导管原位癌、乳腺 Paget 病等，可获得较好的治疗效果。目前认为，早期乳腺癌是一种全身的慢性疾病，5~10 年生存率可高达 90%~95%，大部分患者经过规范化治疗能够获得治愈。因乳腺癌尚无法做到精准的一级预防，所以二级预防尤其重要。

三级预防：改善生存质量或延长生存时间（包括各种姑息治疗和对症治疗）

对已经确诊为中、晚期乳腺癌患者，根据现代的乳腺癌治疗理念，进行以分子分型为依据的精准个体化和综合性治疗，可以提高患者的生存质量、减轻患者的痛苦、延长患者的寿命。

乳腺癌从发生到发展，大多需要比较长的时间，这就给乳腺癌的早期发现提供了充分的时间。虽然女性都有患乳腺癌的风险，只要注重乳腺癌预防，必能远离乳腺癌的威胁，达到早期发现、早期治疗的功效。对于健康的女性人群，乳腺癌预防中一级预防和二级预防更为重要，直接关乎生存和生命。

TIPS

> 预防乳腺癌，请做到以下 6 点：

- 保持良好的生活方式，调整好生活节奏，保持心情舒畅，劳逸结合。
- 坚持体育锻炼，积极参加社交活动，避免和减少紧张因素，保持心态平和。
- 养成良好的饮食习惯，注意均衡饮食。不长期过量饮酒，控制热量、脂肪、含激素类食物的摄入，多食蔬菜、水果、绿色食品。
- 不乱用和少用外源性雌激素，更年期女性需要补充雌激素请听从医生的指导。
- 学习乳腺疾病的科普知识，掌握乳腺自查方法，积极参加乳腺癌筛查。
- 积极治疗乳腺良性疾病，尤其是家人有家族遗传性乳腺癌的高危人群。

乳腺癌就像一个无声的杀手，在它找上你之前没有任何征兆，它残害你的身体，侵占你的心灵，说它有多可怕就有多可怕，防不胜防。但总不能坐以待毙，总有一些防御它和消灭它的方法，在它还没找上你之前，尽可能不让它找上你；在它找上你时，尽可能战胜它。

预防乳腺癌，请关注"生命之乳"公众号，了解乳腺健康科普知识。

扫一扫关注
"生命之乳"公众号

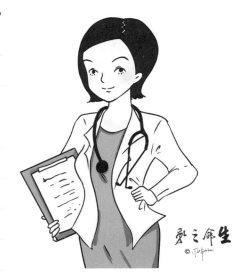

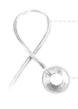

7 消除癌痛求尊严

全世界每年新发癌症约 1 000 万，死亡 600 多万，每年至少有 500 万癌症患者在遭受疼痛的折磨。和其他癌症一样，新诊断为乳腺癌的患者约 25% 出现疼痛，而接受治疗的 50% 患者有不同程度的疼痛，70% 的晚期患者认为癌痛是主要症状，30% 可能有难以忍受的剧烈疼痛。疼痛令人疲累、抑郁、忧虑和孤独，使人失去尊严。

疼痛是一种人体不愉快的感觉和情绪上的体验，是身体受损或受到创伤威胁的讯号，每个人一生中曾经或可能承受过不同种类的疼痛和苦楚。由癌症或癌症相关因素引起的疼痛也成为重要的医学问题。引起癌痛的原因包括：①癌症本身。②癌症侵入神经、器官和骨骼。③癌症治疗的不良反应。④癌症相关的其他因素。

疼痛的评估

当乳腺癌患者出现疼痛时，科学评估癌痛的程度是规范化治疗的关键。

疼痛评估最重要的原则是要相信患者的主诉，患者诉痛就是有痛，患者说有多痛就有多痛。

视觉模拟评分法（VAS）是临床最常用的量化疼痛程度的方法。即在一个 10 厘米长的标尺上，两端分别标明 "0" 和 "10" 的字样。"0" 代表无痛，"10" 代表最剧烈的疼痛。让患者根据自己以往的经验对当前所感受疼痛的程度，在标尺上标出相应位置，起点（0 点）至记号点的距离，即为评分值。

癌症三阶梯止痛法

1986 年，世界卫生组织（WHO）将疼痛治疗列入世界范围内解决肿瘤问题的四个重点之一，提出了三级止痛阶梯治疗方案，也称为癌症三阶梯止痛法。美国国家综合癌症网络（NCCN）成人镇痛指南也已经在医学界推广。

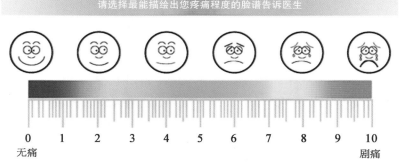

请选择最能描绘出您疼痛程度的脸谱告诉医生

0：无痛；1～3：轻度疼痛（睡眠不受影响）；4～6：中度疼痛（睡眠受影响）；
7～10：重度疼痛（严重影响睡眠）

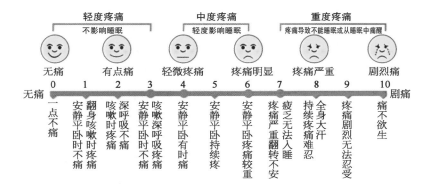

• 第一阶梯：轻度疼痛给予非阿片类（非甾体抗炎药）± 辅助止痛药。常用药物包括扑热息痛、阿司匹林、双氯芬酸盐、加合百服宁、布洛芬、吲哚美辛（消炎痛）、吲哚美辛（意施丁）等。

• 第二阶梯：中度疼痛给予弱阿片类 ± 非甾体抗炎药和辅助止痛药。常用药物有可待因、曲马多等。

• 第三阶梯：重度疼痛给予阿片类 ± 非甾体抗炎药和辅助止痛药。此阶梯常用药物有吗啡等。

以往认为使用吗啡止痛会成瘾，所以很少让癌痛患者服用吗啡，然而事实上，使用吗啡的癌痛患者极少产生成瘾性。研究资料显示，阿片类药物正确应用，可延长癌症患者的生命，这是因为疼痛的消失，改善了患者的睡眠，并增强了食欲和体质。只要规范用药，成瘾性其实并不高。哌替啶（杜冷丁）是以往常用的止痛药，但由于其代谢产物具较大的毒性，故未被推荐用于癌痛三阶梯治疗。

止痛药物的使用原则

除了遵循止痛药物由轻至重使用的原则以外，还有以下几点原则必须重视。首先对疼痛的处理采取主动预防用药，从小量开始视止痛效果逐渐增量；其次以口服给药为主，无效时直肠给药和皮肤贴剂，最后才注射给药；第三，应规律、定时给予止痛剂，而不是必要时才给药，下一次用药应在前一次药物药效消失之前给予，才可持续镇痛。第四，根据不同癌痛的需求，选择个体化用药。

1990 年日内瓦 WHO 减轻癌痛和舒缓护理专家委员会报告写道："癌症患者不该受疼痛之苦，他们有摆脱痛楚的权利。以治疗消除痛苦，正是重视这项权利。"癌痛治疗方式很多。首先，按时使用癌痛药物是主要的治疗手段，通过止痛药物治疗，80% 以上都能得到良好的控制，使疼痛得以缓解，改善了癌症患者的生存质量和延长生命。其次，通过抗癌治疗，也就是针对癌症病因的治疗，例如外科手术、全身化学治疗、局部放射治疗等，使肿瘤缩小，疼痛缓解。其他用于止痛的方法还有针灸、按摩、理疗、神经电刺激、神经外科手术、精神心理疗法等。一种新的鞘内药物输注的镇痛方式是近年来国际疼痛界治疗癌痛和慢性顽固性疼痛的终极治疗方法之一，对许多其他镇痛方法不能缓解的癌痛，该方法具有立竿见影的神奇疗效。

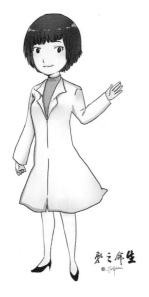

伴随癌症相继而来的两大恐惧是：疼痛和死亡。消除灵魂的焦虑和控制躯体的疼痛是生命的尊严和请求。

国内大医院都有完整的疼痛控制专科（包括精神科、麻醉科和神经内科），为那些挣扎的癌痛患者带来无痛的人生。

乳腺癌患者躯体的痛楚可以用止痛药来缓解，而情绪和精神上的痛楚需要医生、护士、家属、义工等的加倍关怀和照顾。

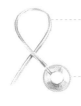

8 癌变关联骨丢失

"骨丢失"即骨质疏松（BMD），一种由营养缺乏所导致的疾病，是更年期女性常见的疾病。同乳腺癌一样，骨质疏松在世界大多数国家已经成为一种流行病。乳腺癌患者尤其是围绝经期和绝经后激素受体阳性乳腺癌患者，因为采用芳香化酶抑制剂（AI）的内分泌治疗方式，以抵抗雌激素受体来治疗乳腺癌，但会导致骨丢失等并发症，即骨质疏松。更年期女性的骨质疏松是原发性的，而乳腺癌患者药物治疗后导致的骨质疏松是继发性的。

TIPS

> 骨质疏松的最常见症状：骨痛。
> 骨质疏松最严重的症状：骨折。

乳腺癌患者或者更年期女性要如何发现骨丢失？如何确诊骨质疏松？医生常会根据年龄、使用的药物建议测定骨密度。所谓骨密度（全称是骨骼矿物质密度），是骨骼强度和质量的重要指标，可反映骨质疏松程度，是预测骨折危险性的重要依据。骨密度以克／每立方厘米表示，是一个绝对值。临床通常使用 T 值判断骨密度是否正常。T 值是一个相对值，正常参考值在 −1 和 +1 之间。当 T 值低于 −2.5 时为不正常。WHO 建议根据 BMD 值对骨质疏松进行分级，规定正常健康成年人的 BMD 值加减 1 个标准差（SD）为正常值，较正常值降低（1~2.5）个 SD 为骨质减少；降低 2.5 个 SD 以上为骨质疏松；降低 2.5 个 SD 以上并伴有脆性骨折为严重的骨质疏松。

有高危因素的乳腺癌患者（年龄比较大，或者使用的药物可能会诱发骨质疏松者）至少一年做一次骨密度的测定，甚至要求半年测一次。处于不同发展阶段或危险程度不同的患者，复查的频度也各不相同。除了测定骨密度，还可以通过实验室检查（如血钙、血磷、碱性磷酸酶、血甲状旁腺激素、骨钙素、Ⅰ型原胶原肽等）和骨影像 X 线检查帮助诊断骨质疏松。乳腺癌患者使用 AI 治疗导致骨质疏松的副作用，而治疗更年期骨质疏松的激素替代疗法（HRT）有诱发乳腺癌风险，乳腺癌和骨质疏松相互关联。

女性普遍认为是否会患上骨质疏松仅仅是由于雌激素和钙质流失所决定的。由于大多数患者承受着骨质疏松所导致的骨痛和一定概率的骨折，所以患者通过服用钙片，医生通过 HRT 来试图减缓和减轻绝经期妇女发生骨质疏松。许多人都相信 HRT 可以治疗更年期综合征和减缓骨质疏松的发展，但是这种疗法的长期研究如何？ 1997 年，新英格兰医学杂志报道了一些已经采用了 5~10 年雌激素疗法的妇女的实验结果，这些患者得乳腺癌的比例增长了 40%，同时采用 HRT 的患者可能会出现腿部血液凝块和胆囊疾病等。一些临床实验结果证明，采用 HRT 的患者可以减少心脏病、卒中和阿尔茨海默病的风险。而另外两项大型研究，雌激素 / 黄体酮对心脏病预防的替代治疗研究（HERS）和美国妇女健康计划显示，这一疗法可明显降低低密度脂蛋白（LDL），增加高密度脂蛋白（HDL），但并不能减少心脏病的发生概率，实际上患者心脏病的发生风险更大。通过这些临床研究结果发现，治疗骨质疏松绝非 HRT 和补充钙质那么简单。

人体解剖学和生理学告诉我们，骨骼并不仅仅是一些钙结晶的聚合，而且是不断参与一些生物化学反应的活组织，并且依赖于许多微量营养成分和辅酶系统，它通过成骨型（骨骼形成）和破骨型（骨质吸收）的活动进行着自我重塑。所以要真正预防骨质疏松，减少骨质疏松的发病率，不仅需要钙质和激素，更需补充人体细胞的各种必须营养成分，通过多种营养物质来帮助骨骼重塑和生成新的健康的骨骼。研究证明运动员桡骨及脊柱的骨骼矿物质含量明显高于对照组，摄入钙质相同的情况下，从事体力劳动的人比不活动的人可保持较高的骨骼健康状态。高钙质饮食的妇女其平均桡骨骨骼矿物质含量高于低钙质饮食的妇女，活动量大而低钙质饮食的妇女可保持较好的骨骼指数。最近的研究显示，体内骨密度较低的人氧化压力也比较大。所以注意饮食调整，多吃含钙量高的食物，适度体力劳动或运动，可以减少骨量丢失和骨折的危险性。

治疗一种疾病不如预防它，乳腺癌是这样，骨质疏松也是如此。乳腺癌抗雌激素治疗的药物选择性雌激素受体调节剂（SERM）能防止骨质疏松，还能减少心血管疾病、乳腺癌和子宫内膜癌的发生率。当绝经后激素受体阳性乳腺癌患者存在骨质疏松风险或有严重的骨质疏松时，SERM 是医生推荐患者的另一种不错的选择。如果患者仍然需要继续使用 AI 治疗乳腺癌，那么积极的药物治疗和治疗后定期实验室检查和骨密度测定是必要的，用于评估骨量丢失的状况，让医生根据骨丢失评估及时调整治疗方案。当乳腺癌患者出现骨转移时，治疗骨转移的双膦酸盐类药物抑制骨质破坏，缓解骨痛，防止骨折等并发症，也被证明对治疗骨质疏松非常有效。

🖋 记住！预防和治疗骨质疏松需做到四方面：户外日浴运动，科学高钙营养，预防摔倒骨折，合理药物治疗。

🖋 记住！乳腺癌患者的骨丢失并不完全是由于抗雌激素治疗所导致的，骨质疏松也并不仅仅是一种由于缺钙或缺乏雌激素所导致的疾病。

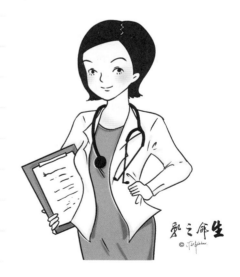

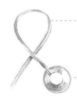

9 防癌饮食面面观

食物是人体营养最主要也是最重要的来源，是维持生命之树的物质基础。由于癌症的发病率逐年上升，人们谈癌忧心，纠结茫然。致癌饮食论、防癌饮食说层出不穷，要如何认识？要如何辨明？关于饮食营养与人类健康、疾病发生的关系，关于如何通过营养干预治疗与饮食因素相关的疾病（如癌症、糖尿病、心血管疾病、免疫疾病、维生素缺乏症等），关于以食入药防癌、抗癌等多个方面，营养学家们一直在深入研究，从未停止。

研究证明，豆类食品中富含蛋白质、氨基酸和 B 族维生素等，具有良好的抗癌作用，常喝豆浆可预防癌症；胡萝卜含胡萝卜素，并能转化为维生素 A，有助于人体内细胞分裂，预防癌细胞形成，并可帮助免疫系统反应，制造抗生素；猴头菇中所含的多糖体和多糖类对癌细胞有较强的抑制作用，能明显增强机体内的蛋白质成分，产生干扰素，进而增加抗癌、防癌效果；蔬果含的镁和铁可加强身体能量，且加速体内废物的代谢；膳食纤维在肠道内不会被消化，可吸附水分子，使食物残渣或毒素迅速排出体外，达到排毒的效果；维生素 E 则可帮助血液循环，加速排毒；绿茶能帮助减肥，预防所有类型癌症，并且提供茶氨酸；咖啡含有很多抗氧化剂，降低 2 型糖尿病和阿尔茨海默病风险，并减少肝癌和肝硬化概率；红酒富含类黄酮和白藜芦醇，可以强健动脉，预防癌症。

乳腺癌的食疗

很多乳腺癌患者存在营养不良，原因是肿瘤本身的高代谢消耗、肿瘤治疗过程中的不良反应没有得到及时处理或处理不当或者患者对营养治疗的认知存在误区（如忌口、饿死肿瘤、偏饮、偏食等）。科学普及营养知识和破除营养误区对患者至关重要。目前，没有任何证据表明营养治疗促进了癌症的生长，也没有任何一种食物可以防止乳腺癌发生。相反，一些食物在某些方面可以有效地抑制肿瘤生长，增进身体健康，增强机体免疫功能，并帮助女性尽可能降低患乳腺癌的风险，但绝不是避免不患乳腺癌。食疗本身就是一种极好的抗癌方法。

乳腺癌的预防和病因研究中涉及饮食和营养因素，而致癌饮食和防癌饮食的研究也更加深入。从营养学观点出发，西医认为治疗癌症的方法就是向人体补充机体所需的营养素，修复损伤细胞，恢复机体的正常功能，达到从疾病的源头治愈疾病的目的；中医认为，"医食同源，药食同根"，营养和药物，异曲同工。

乳腺癌患者合理膳食品种推荐

- 主食：五谷（黍、稷、麦、豆、稻），杂粮（小米、荞麦、高粱、燕麦、薏米、红米、黑米）。

- 副食：鱼、禽、肉、蛋、奶、蔬、果、油。

- 蔬菜：大白菜、茄子、青椒、西红柿、洋葱、大蒜、生姜、卷心菜、菜花、韭菜、土豆、芋头、山药、萝卜、苦瓜、芋艿、黄瓜、南瓜、芦笋、西兰花、芥蓝、菌菇。

- 水果：苹果、橙柚、西瓜、香蕉、葡萄、山楂、大枣、蓝莓、猕猴桃、火龙果、百香果、石榴、木瓜、牛油果。

- 豆类：红豆、绿豆、黑豆、扁豆、黄豆、毛豆、白芸豆、花腰豆、豆制品（豆腐、豆浆、豆豉）。

- 坚果类：大核桃、山核桃、松仁、开心果、莲子。

- 食用草药：丁香、茴香、甘草、白芷、决明子、百合、肉桂、芡实、麦芽、罗汉果、金银花、枸杞子、茯苓、紫苏、葛根、黑芝麻、蒲公英、三七、女贞子、芦荟、黄芪、西洋参、阿胶。

限制或不推荐乳腺癌患者的食品

- 含大豆异黄酮、含少量激素的蜂王浆、不明添加剂等保健食品。

- 含高脂肪、腌制、烟熏肉类。

- 含高脂肪的沙拉酱、人造奶油、深度油炸食品。

- 含高碳水化合物的饮料、甜品。

- 含化学农药、激素、抗生素种植的非有机食品。

- 含香精、防腐剂、着色剂的加工食品。

🖊 营养是生命的物质基础，也是治疗疾病和健康长寿的保证。

🖊 在医学模式发生变化的今天，饮食越来越显得重要，科学、合理、及时、均衡的营养治疗，是乳腺癌综合治疗的重要组成部分，极大提高临床的诊治效果。

🖊 尽管推荐或不推荐以上的食物来帮助女性或乳腺癌患者预防癌症、积极康复和治愈疾病，但真正是否合适，也只有患者边食边试，找到适合自己身体和健康的合理膳食。

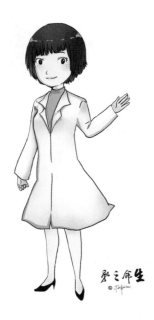

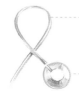

10 动静结合在预防

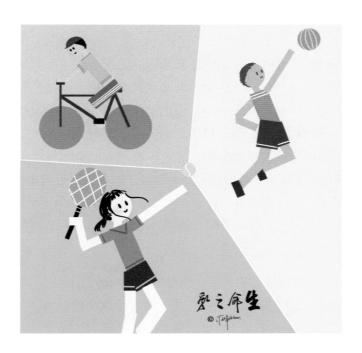

运动与乳腺癌的关系

众所周知，"生命在于运动"，这是 18 世纪法国思想家伏尔泰的格言，其本质是：生命的产生、存在和发展都在于运动，运动是生命诞生的前提条件和存在的基础，是生命发展的动力和源泉。可以说，要维持生命就离不开运动，而生命是有限的，随着时间的推移身体会慢慢衰老而慢慢减少运动。如果没有运动，人就会得病，生命就会终止。

2016 年，美国国家癌症研究所（NCI）发表论文，针对欧美 144 万人的每日运动量进行了为期 18 年的调查，比较了运动量最大和最小的 10% 群体，得出长期锻炼的人至少 13 种癌症的发病率都有显著降低的结论，而其中女性乳腺癌发病率也降低了 10%。挪威一研究机构对 25 000 多名女性进行调查后发现，每周至少运动 4 小时的女性，其患乳腺癌的概率降低了 37%。哈佛大学的一项研究报告表明，

18 岁以后体重迅速增加的女性，与长期运动保持标准体重的女性相比，其更年期后患乳腺癌的危险概率几乎高一倍。可见，运动与癌症息息相关，运动之所以可以预防乳腺癌，其根本原因是运动可以提高细胞抗氧化能力、降低炎症反应，增强免疫系统功能，控制体重。

科学运动的重要性

运动不仅可以预防乳腺癌，还能在乳腺癌的治疗过程中起到康复的作用。人是生命动物，应该运动。运动是科学，人通过运动防癌必须遵循科学。乳腺癌患者的体质各有不同，一定要因人而异，根据个体素质和治疗情况决定运动量，运动必须个性化和科学化，即个性化科学运动。对于一般人来说，运动太少或者过度都是有害的。刚经历了大手术的癌症患者、有严重心脑血管疾病者，需要暂时静养而不宜太多运动；体质差或弱和营养不良者，则不能剧烈运动。而康复中的患者适量活动和有氧运动，如散步、慢跑、游泳、骑自行车、短途旅游、做健身操、打球、打太极拳、画画、唱歌、跳舞、跳绳、滑冰等，可以消除焦虑、镇恐压惊、缓和紧张情绪等。

既然运动对防癌有重要作用，那么防癌必然反对静而不动。《黄帝内经》指出："久视伤血，久卧伤气，久坐伤肉……"古代大医学家华佗创编"五禽戏"教人健身。历代医家留下许多健身功法，如太极拳、八段锦、八卦拳、导引功等。中医学有阐述运动对健康的作用，但更注重动静结合，动在调身，静在调心，身心俱练双修。动和静，动中有静，静中有动，张弛有度，人体功能常运不衰，机体免疫力逐步提高，是乳腺癌患者康复的灵丹妙药。

TIPS

> 有氧运动的益处：
- 保持心血管健康，降低心血管疾病和癌症风险。
- 改善血脂和糖代谢能力，远离糖尿病。
- 减轻抑郁、焦虑、失眠和因癌症所造成的疼痛反应。
- 改善呼吸道敏感，提高脂肪代谢水平，帮助减肥。
- 改善性能力，提高肌肉力量。

✎ "流水不腐，户枢不蠹"。适当的运动，可以帮助人们换来健康，运动的付出可以换来安静的人生。

✎ "恬淡虚无，真气从之"。动静结合，攻补兼备，不仅在于防癌治病，更在于生命的基本需要和请求。

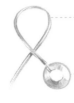

11 唯有信念心自宽

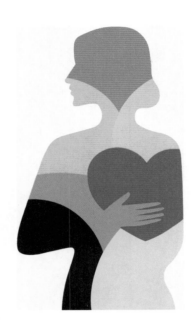

当医生确诊你可能患有乳腺癌；当医生告诉你这是一种女性发病率最高的癌症称为乳腺癌；当你拿到全身检查结果和病理报告被确诊为乳腺癌……你可能不寒而栗，万念俱灰，混乱而恐怖。曾经离你那么遥远的癌症，突然就降临到你的身上，而你正走在成功的路上，却要伴随死亡的威胁，种种有关乳腺癌的疑问和不良反应的信息纷纷向你涌来。你得考虑放下工作，放宽心情，调整愁绪，接受治疗。

我们内心所拥有的力量，对我们的身体、精神以及周边环境的影响是无比巨大的。乳腺癌袭来，成为你走向成功路上的障碍，但这并不是终结。你必须弄清楚将如何面对这个障碍，然后继续去实现你的愿望。不管癌症如何发生或发展，要相信自己能够避开或克服它，这就是你的信念，是你精神上的依靠。也许你的心里还没有准备好，你还在回避障碍，而医生的目标是想让你战胜癌症，恢复活力，并相信你会彻底康复，这是医生的信念。克服障碍，战胜癌症，只要我们有克服它的欲望。奇迹就会发生。

　　印度诗人泰戈尔吟到："信念是鸟，它在黎明仍然黑暗之际，感觉到了光明，唱出了歌。"信念，是相信我们所没有看到、听到和感觉到的，它的回报是看到、听到和感觉到我们所相信的；信念，是一种使不可能成为可能的心灵信仰，是推动我们行动所看不见的力量；信念，更是那还没有看见的结果。不论罹患多么严重的疾病，凭着必胜的信念，许多人最终战胜了疾病，摆脱了厄运，恢复了生命的活力，创造出难以想象的奇迹。

　　虽然信念是一切疾病康复的基点，然而这并不是说我们能改变所有的事实，却可以改变这些事实带来的影响。比如治愈癌症还是医学的一大难题，我们无法治愈所有的癌症，但却可以减少癌症造成的伤害、不便和麻烦。

　　给你的肺多一些氧气吧，生活会更鲜；给你的心多一些信念吧，生命会更强。

　　满怀信念，就是满怀我们对抗癌症的信心和提升我们对付癌症的"战斗力"。

　　从某种意义来说，人不是活在身体里，而是活在信念中。

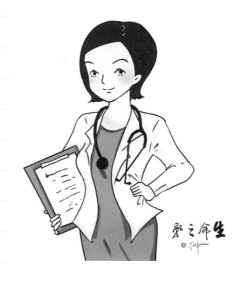

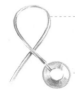

12 "带癌生存"必修课

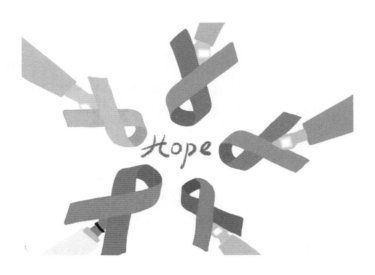

乳腺癌患者经过手术、化学治疗、放射治疗等局部和全身的有效治疗后，癌症常见的症状（如发热、出血、癌痛、咳嗽、食欲不振、体重下降等）消失，瘤肿局部缩小，癌细胞暂停扩散，患者病情稳定并趋于好转，一般状况良好，可独立工作和生活。换言之，机体抑制肿瘤的能力胜于肿瘤扩散的能力，癌细胞处于"静止"或"休眠"状态，但癌细胞并没有被消灭，而患者处于类似临床治愈的生存状态，这就是"带癌生存"的概念。乳腺癌长期存在于患者体内，却不致命，成为一种慢性的疾病，带癌的患者也能长期生存，并有很好的生活质量，带癌生存一般都是早期乳腺癌复发的患者，以及中晚期的乳腺癌患者，带癌生存也是这些患者的现实和希望。

"带癌生存"的重要性

不是所有的乳腺癌患者都可以完全治愈，只有一部分早期乳腺癌患者有治愈的希望，而那些早期乳腺癌复发或初诊已是进展至中晚期的乳腺癌患者，尝试"带癌生存"是必修课之一。"带癌生存"是需要患者去尝试的，不要因为害怕而不敢尝试，而一旦尝试后如何面对癌症进展，这也是癌症患者的必修课。而医生们正努力寻求让癌症"沉睡"以及让机体和癌症可以和平共处的治疗方法。

当患者的体内还存在癌细胞，当患者再次体会癌"卷土重来"的滋味，始终是莫大的打击，因为患者可能不再信赖自己的身体，也可能怀疑医生之前的治疗和努力，帮助患者树立抗癌信心，让患者了解乳腺癌的不同治疗方案，清楚"与癌共存"的正常状态，给到患者更多的抗癌手段选择，让患者以"带癌生存"的状态活得轻松和无畏，是从事乳腺癌治疗医生的必修课。

临床上，带癌生存是有条件的，"带癌生存"并不是盲目的不治疗。一般"带癌生存"依靠全身有效的抗肿瘤治疗（非局部治疗）方能实现。中晚期乳腺癌患者即使出现肺转移胸腔积液、肝转移低蛋白血症致腹水、骨转移骨痛或脑转移认知障碍等情况，如能及时进行全身有效的抗肿瘤综合治疗，大部分患者仍可获得长期带癌生存。笔者曾治疗癌转移的患者，有一些活过远比最乐观的预测存活期更长的时间。

"带癌生存"的治疗手段

• 局部手术治疗：癌发生于乳房或区域淋巴结，做广泛的切除手术以及放射治疗。

• 化学治疗：通过副作用较小的化学治疗药物以抗癌，是目前最常用的治疗方法之一。

• 放射治疗：通过射线杀死肿瘤组织，对局部残存的癌细胞、骨转移、脑转移等效果显著，伤害小。

• 内分泌治疗：激素受体阳性乳腺癌患者通过抗激素药物治疗，有较长的生存期。

• 靶向治疗：用于手术和放射治疗、化学治疗后的 HER2 阳性的乳腺癌辅助治疗，降低复发风险，不良反应轻。

• 生物免疫治疗：利用免疫机制杀死癌细胞，预防癌转移，提高长期生存率。此疗法较安全，很少出现不良反应。

• 热疗：通过特殊仪器调节温度热死肿瘤，让肿瘤内部消融而消失，同时使用放射治疗、化学治疗，可提高效果 10 倍以上。

• 中医治疗：中医的扶正攻邪控制癌症，缓解患者痛苦，改善生活质量，延长患者存活时间。

• 其他替代治疗：自然疗法、运动、音乐、冥想、药膳、营养、压力管理等减轻焦虑和压力，减少药物治疗引起的不良反应，以提高生活质量。

"带癌生存"的生活方式

• 找可信赖的朋友敞开心扉，把恐惧说出来，释放不良情绪。

• 通过尝试新鲜事来转移自己对癌症的关注。

• 保持乐观的心态，参加轻松的工作，做一些力所能及的家务。

• 关注健康，均衡饮食，适当锻炼，提升身体的免疫力。

只要选择对的方式，乳腺癌患者仍然可以和癌症共存甚至战胜它。因为无法精确预测所有乳腺癌患者的患病过程，而癌的转移和存留更是不可预测，所以让已知癌转移或癌残留的患者或家属知悉"带癌生存"是医生的责任，这可以抚平患者和家属的害怕和不安的情绪。

以上所述只是医生给予那些"带癌生存"着的乳腺癌患者一些依从性较好的治疗手段，即使患者已是中晚期乳腺癌，如果癌症没有发展到相当严重的程度之前，患者还是有比较好的生活状态，可以长期与癌症共处。有医者论述癌就像生命的溪流流向大海的过程中夹带的泥沙而形成的淤积，而即使有淤积，即使暂时冲不垮淤积，溪流也能绕过它，继续流向大海。"溪流之淤积"等同于"机体之癌变"，当癌袭来，生命一如既往，这就是"带癌生存"。但这种解释并不适用于每个"带癌生存"的患者。

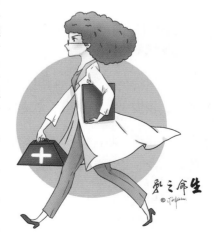

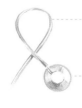

13 中医治癌重调理

乳腺癌患者经外科手术、化学治疗和放射治疗后，许多患者痊愈，也有一部分患者复发和转移。局部残存的癌细胞在微环境适合其生长的情况下，在原发部位又发生新的病灶，称为"复发"；残存癌细胞经血液循环、淋巴系统以种植方式散播到其他部位形成新的同一类型的癌，称为"转移"。无论癌症初发、复发或转移，中医药可参与各个阶段患者的治疗，有时辅助西医以减毒增效，有时以调理辅助康复。

中医研究认识到，影响乳腺癌复发与转移的因素很多，但基本要素首先是患者体内还残存癌细胞，这些残癌即中医称之为"伏邪"或"余毒"。残癌不是一般的"伏邪"，而是一种"残余毒邪"。其次是多种因素（如七情所伤、过劳包括劳神和体劳以及过度治疗等）进一步加重患者机体的正气亏虚，导致免疫功能的降低，不能有效清除体内残余癌毒，于是出现复发和转移。

从中医治疗乳腺癌思路出发，治疗癌症，防止复发和转移，需要从两方面着手：既要扶正固本，又需祛邪攻毒。具体应用需分析不同患者的不同情况，分辨病期早晚、病理类型，详辨虚实缓急、体质类型，把握扶正与攻邪、治本与治标、中医与西医结合等相互关系，然后制订不同个体的合理的治疗方法。

扶正固本，调理重在"三调"

• 调心：中医理论"心者君主之官，神明出焉"和"主不明，则十官危"，强调的是精神、意志和情绪对机体的重要性。乳腺癌患者"调心"的目的是消除恐惧焦虑和悲观抑郁情绪，积极面对疾病和配合诊治与康复。

• 调体：中医认为肾为先天之本。汤药内服为调理阴阳脏腑，膏方缓补元气和肾气，针灸为平衡经气血，如此方可提升免疫功能和抗癌能力。

● 调胃：脾胃消化是人体能量和动力的源泉。中医的"脾胃为后天之本"和"有胃气则生"即说明有胃气才有生气，有胃气才能维持正常的新陈代谢。

中医阐述，调胃先重在饮食调理、药食同源，要根据患者不同的体质选择"亦药亦食"的食材，精心炮制色香味美的药膳，旨在增强患者的食欲。后重在患者胃肠道调理，充分吸收营养能量，预防便秘及腹泻，为抗癌提供物质保证。

🖊 如果说中医的调心、调体、调胃是指全身的调理，是"扶正固本"，那么根据患者的癌肿病灶选用化瘀、解毒或散结的抗癌方法，是"祛邪攻毒"，主要是针对癌症的局部治疗。

🖊 根本原则是整体与局部结合，通过调理患者的全身体质和增强患者的元气，运用中药的局部抗癌治疗，从而降低乳腺癌的复发和转移风险，控制残癌细胞，提高远期疗效，获得满意的生活质量和长期生存。

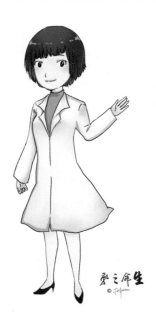

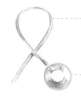

14 "忌口"向来有争议

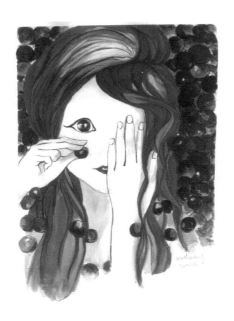

　　乳腺癌患者和所有的癌症患者一样，"忌口"问题向来具有争议性。有的人认为"人生之口欲岂能忌之，主张百无禁忌"；有的人则认为"病从口入，样样忌口"。真正的"忌口"大多是基于医生和个人的经验积累，而非严格的科学对照试验的结论。过度忌口，矫枉过正，往往会导致机体营养不良和免疫低下，反而不利于患者的康复。

　　"忌口"是指患者膳食的禁忌，一般认为服用中药需"忌口"，其实现代医学对于"忌口"也是十分重视，严格胜过中医。例如肾炎患者"忌"盐；胆囊炎患者"忌"油腻；服小苏打后"忌"酸醋；服磺胺类药后"忌"鸡蛋等。由此可知"忌口"含有两层意义：针对药物"忌口"，针对体质"忌口"。

针对药物"忌口"

　　向来是有一定的法则，必须从药性、病情两方面仔细考虑，做出适当而中肯的告诫。古代中医早就认识到服用某种药物时，应"忌"某些食物。文献中有大量记载：如服甘草、黄连、桔梗、乌梅忌猪肉；服薄荷忌鳖肉；用茯苓忌醋；用天门冬忌鲤鱼；用荆芥忌鱼、蟹、河豚、驴肉；服白术忌大蒜、桃、李；饮蜂蜜忌生葱；服鳖鱼忌苋菜；吃鸡肉忌黄鳝、珍珠母、酸枣仁、贝母；服半夏忌茶叶等。如果服用了禁忌的食物，治疗效果就不尽人意，甚至会起相反的作用。

针对体质"忌口"

中医不同于西医，把人体看作是整体的，内脏、神经、血管和机体的其他器官组织都是密切联系和不可分离的，"忌口"是跟着治疗的原则进行的。针对不同体质的癌症患者，中医辨证诊治中需要"忌口"。中医把疾病区别为寒、热、虚、实四型，药物的作用也分为温、凉、补、泻四种。"忌口"范围根据此意义，视食物性质的甜、咸、辛、凉来观察疾病的寒、热、虚、实。如脾胃虚寒、腹痛泻者忌食油腻、生冷瓜果和寒凉腥臭的食物（如西瓜、苦瓜和紫梨）；阴虚燥热者忌辛燥火食（如葱蒜、辣椒和羊肉）；阳虚湿寒者忌生冷食品。

古典《仲景全书》所述："所食之味，有与病相宜，有与身为害。若得宜则益体，害则成疾。"便是"忌口"的理论。根据这个理论，中医通常建议，患食道癌者忌食过热食物和酒；患胃癌者忌食烟熏和辛辣刺激性食品；肝癌患者应忌食过硬、油炸食物和饮酒；肠癌患者应忌酒、精细加工肉食和动物脂肪；肺癌患者应忌烟和忌酒；肾癌患者少吃羊肉、咸食、烟、酒及辛辣食品；前列腺癌患者忌食含雄性激素的食物（如海马和鹿茸）；乳腺癌患者应忌动物脂肪及高激素含量食品。

对于乳腺癌患者来说，癌症类型、体质、治疗方法各不相同，"忌口"也因之而不同。

"忌口"虽仍有争议，但在不影响治疗和营养均衡的情况下，适当合理的"忌口"对癌症治疗和康复是有帮助的，应遵循既不过度"忌口"、也不样样"忌口"的原则。

患者可以根据病情、自身喜好和医生的治疗建议选择"忌口"。

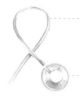

15 治癌何来肝损伤

肝脏是人体重要的内脏器官，对各种药物、毒物以及体内某些代谢产物，具有生物转化作用，通过新陈代谢将它们彻底分解或以原形排出体外，被称为"解毒"器官。治疗乳腺癌，主要依靠手术、化学治疗、内分泌治疗和靶向治疗等手段，常常是多药物的联合治疗方案，因此往往带来不同程度的肝脏毒性，容易引发患者发生肝功能损伤。所以在治疗乳腺癌患者的同时，必须重视乳腺癌患者伴随的肝脏损伤，管理和保护肝脏。

* 肝损伤的原因包括：病毒、药物、营养和免疫。

* 肝脏损害的常见表现包括：头晕乏力、食欲不振、牙龈出血、低热恶寒、皮肤无泽、抑郁失眠、肝功能指标异常等。

* 乳腺癌患者肝脏管理包括：伴肝脏疾病的乳腺癌患者指导、乳腺癌治疗中的肝脏损伤防治、肝脏转移癌处理。

在部分乳腺癌伴随乙型肝炎病毒（HBV）携带和持续感染的患者多种药物治疗后，不仅造成肝功能的损伤，甚至导致失活的 HBV 的再激活，进一步加重肝损伤，甚至发生肝衰竭而死亡。研究发现，在 HBsAg 阳性的恶性肿瘤患者体内有 HBV 的大量复制，反复感染肝细胞，而停药后恢复的免疫效应使肝细胞坏死，造成肝细胞损伤，导致肝功能下降，最终发生不同程度的结局。脂肪性肝病（简称脂肪肝）也是乳腺癌患者化学治疗期间和化学治疗后常见并发症。由于药物的毒性和营养过度所致，引发的脂肪肝会随时间进程而加重，可发展为肝硬化。

统计显示，乳腺癌患者化学治疗后 HBV 再激活的比例为 20%~50%，是实体瘤中再激活率最高的。由于 HBsAg 阳性被认为是 HBV 再激活的危险因素之一，国内外指南均指出恶性肿瘤患者化学治疗前均应该进行 HBV 血清学检查。中华医学会肝病学分会推出的《慢性乙型肝炎防治指南（2015 年更新版）》中对化学治疗后 HBV 再激活的诊治进行了详细的规范，指出有 HBV 感染史的患者在化学治疗前的 HBV 筛查尤为重要，采取预防性的合理的抗病毒治疗，从而有效预防 HBV 再激活，降低病毒对肝脏的持续伤害。

并发脂肪肝的乳腺癌患者早期无明显临床表现，仅少数患者有轻度生化指标异常，疾病进展时往往才出现肝功能的重度异常及肝纤维化，甚至肝硬化。因此超声和（或）CT 检查对脂肪肝具有较高的诊断价值。脂肪肝则应采取综合治疗措施，包括停用相关或可疑药物，改变生活方式、运动疗法、饮食控制、防治肠道菌群失调、胰岛素增敏剂及保肝药物治疗。在一般治疗措施无效时应及早采用药物治疗以促进肝内脂肪及炎症的消退，并阻止其向肝纤维化发展。

一部分乳腺癌患者因 HBV 激活的免疫效应出现肝损伤，另有一部分伴有免疫性肝病的乳腺癌患者，在乳腺癌化学治疗和内分泌治疗选择上需要慎重考虑肝损伤的问题。当乳腺癌出现肝转移时，加重肝损害，此时肿瘤科医生应和肝病科医生合作，认真考虑患者的具体病情，给患者拟定最有效和最小损伤的诊治方案。

🖋 癌症和肝损伤有关，癌症治疗伴随肝损伤，治疗药物导致肝脏毒性，导致病毒激活，导致免疫效应，从而加重肝脏负担和损害，所以在癌症治疗中重视肝脏管理尤为重要。重点在于保肝养肝，改善身体环境，维持正常的疏通调节功能，增强对抗疾病的能力。

✏ 肝强大，癌病就无处可逃！

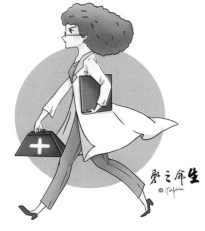

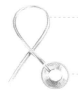

16 伴随风险多扰心

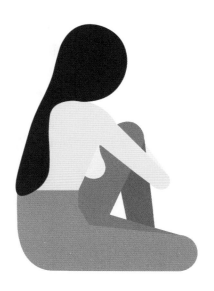

　　大多数乳腺癌患者在得到有效诊治后，病情得以痊愈，恢复正常的生活和工作；只有一小部分的患者，经历先期诊治后，身心的疲惫和伤痛往往无法彻底摆脱，总觉得癌魔不散，癌症伴随而来的身心问题越来越明显，成为影响患者今后生活的障碍。对于医治乳腺癌的医者，不仅重视肿瘤本身治疗，由肿瘤治疗引发的问题也同样需要关注。

　　乳腺癌伴随疾病是与乳腺癌非直接相关的，由于乳腺癌患者年龄及内在微环境改变、生活方式改变及药物不良反应影响等多因素导致的疾病，该疾病与乳腺癌伴随或继发出现的发生率大于30%。

　　乳腺癌诊治后的常见伴随风险包括以下几个方面：

　　• 药物治疗引起的副作用：激素和代谢变化、脂肪肝、血脂改变、心血管相关损伤、骨质丢失。

　　• 罹癌后持续的精神和心理的问题：外表变化的认知焦虑、担心复发的忧郁、夫妻角色变化、睡眠障碍、营养问题。

研究发现，乳腺癌患者由于化学治疗和内分泌治疗相关的卵巢功能减退或抑制及雌激素水平的下降，导致血脂异常发生率和心血管疾病的风险显著增加。癌症治疗可能导致心脏的毒性，在初期多无明显症状而被忽视，随着患者的生存期延长而出现延期毒性，严重影响患者治疗和预后。有报道，绝经后早期乳腺癌患者10年心血管疾病事件死亡率高达15.9%，超过了乳腺癌死亡率（15.1%）。血脂相关心血管病事件已成为绝经后早期乳腺癌患者首要死因。近期，一项新的系统评价和荟萃分析调查了内分泌治疗对具有非转移性乳腺癌病史的女性特定临床心血管疾病结局的影响，该荟萃结果分析了7种特定的心血管疾病结局（静脉血栓栓塞、心肌梗死、卒中、心绞痛、心力衰竭、心律失常和外周血管疾病），结果显示，与非使用者和使用芳香酶抑制剂者相比，使用他莫昔芬者的静脉血栓栓塞风险增加。与使用他莫昔芬者相比，使用芳香酶抑制剂者的血管疾病、心肌梗死和心绞痛的风险也更高。

大多数乳腺癌患者在使用具心脏毒性药物（如蒽环类）后很快出现心脏损害，而且随着时间的延长，损害会更明显。临床研究显示，导致乳腺癌患者10年后的首位死亡原因，不是乳腺癌本身，而是心脏疾病。生存愈久的早期乳腺癌患者，出现心脏毒性的表现愈明显，这与心脏毒性药物产生的氧自由基损伤心肌细胞的线粒体有关，也与患者心脏的易感性、药物的累积性应激有关。

绝经后乳腺癌患者因生理和药物的双重作用，雌激素水平明显下降，而绝经后乳腺癌患者治疗中重要的辅助内分泌治疗药物芳香化酶抑制剂，却能影响血脂代谢，导致血脂异常，从而增加患者心血管疾病的风险。

乳腺癌的治疗期和康复期，每个患者伴随的血脂异常和心血管疾病风险是需要关注的重要因素。应重视治疗药物的剂量、患者的个体易感性、高风险患者人群的预防，全程跟踪患者治疗前后的血脂和心血管变化。可检测血脂、做颈动脉超声检查及心血管检查。对于有血脂异常和心血管疾病或风险的患者，应尽可能选择对心血管等副作用较小的药物。若治疗过程中出现血脂异常、颈动脉斑块和心血管疾病，应及时建议患者到心血管病专科诊治，进行更为精准的治疗。

2018年初，中国专家共同商讨并制定了中国首部《乳腺癌随访及伴随疾病全方位管理指南》，首次提出规范乳腺癌治疗随访期间对乳腺癌伴随疾病的预防与管理。目前被定义为乳腺癌伴随疾病的主要有心血管和血脂异常、骨质疏松及乳腺癌患者精神异常。

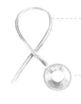

17 生命终点需关怀

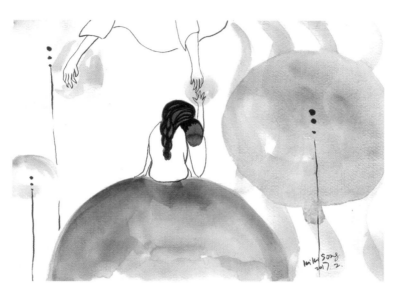

　　缓和医疗，本意是"缓解""保守的疗法"，国内最初翻译为姑息疗法，而日本则翻译为"舒缓医疗"。此疗法的目的是不以治愈疾病为目的，而是专注于提高患有威胁生命的疾病的患者的生活质量，并帮助他们的家庭一起面对这个时期的困难和问题。通过预防和减轻患者的痛苦，尤其是控制疼痛和其他疾病相关的症状，为患者和家属提供身体上、心理上和精神上的抚慰和支持。临终关怀，本意是疾病晚期患者的安养院、收容所，台湾地区则翻译为"安宁疗护"。2002 年，WHO 定义"缓和医学"时，特别考虑到"躯体、精神心理、社会和灵魂"的需求。当今的缓和医疗已经不等同于临终关怀，而是涵盖了临终关怀的概念，是对于老年病、慢性病和危重患者，从确诊开始的全程照护和对症治疗。

　　现代安宁疗护理念之母是英国人西西里·桑德丝，1967 年她在英国伦敦建立了世界第一座现代化兼医疗科技及心理照顾的圣科利斯朵夫安宁院，并成为全世界现代安宁疗护的开创者，开展了一系列的癌症镇痛研究及灵性关怀。现代姑息医学的模式就此确立，其后，这种模式逐渐地被世界各地发达地区接受和推广。20 世纪 70 年代的美国，90 年代的日本、新加坡以及中国香港和台湾地区也先后开展发展姑息治疗服务。2010 年美国哈佛大学医学院附属麻省总医院发表了非小细胞肺癌患者抗肿瘤治疗加入早期姑息治疗，提高患者生活质量及延长总生存期的研究，从而使早期姑息治疗和全程管理理念在全球范围内得到推广。曾有针对晚期胃癌患者的研究，发现实行舒缓医疗的患者，与直到生命最后仍不断进行各种有创检查治疗的患者相比，生命的最后阶段，不仅活得更好，也活得更长。美国密歇根大学罗杰尔癌症中心的研究人员在 2016 年的研究中发现，加上穴位针压的舒缓疗法与标准治疗相比，有助于改善乳腺癌患者的疲劳、慢性疼痛、焦虑、抑郁和睡眠不佳等症状。

正如心理社会肿瘤学缔造者吉米·霍兰教授所说："医学不仅仅是装在瓶子里的药。"舒缓治疗绝不是放弃治疗、不再治疗，而是专注于改善患者的症状并减轻痛苦，是除药物治疗之外的另一种近代医学发展中出现的治疗理念。世界卫生组织提出的"缓和医疗"原则是，重视生命并承认死亡是一种正常过程；既不加速，也不延后死亡；提供解除临终痛苦和不适的办法。缓和医疗既不让末期患者等死，也不建议他们在追求"治愈"和"好转"的虚假希望中苦苦挣扎，更不容许他们借"安乐"之名自杀，而是要在最小伤害和最大尊重的前提下，让患者的最后时日尽量舒适、宁静和有尊严。

安宁病房就是临终患者的家，心灵有家，生命才有路，每个苦难的心灵，每个卑微的生命，曾经经历的伤痛在这里得到最完满的照护。安宁照护中，除了医生和护士以外，护理师扮演了非常重要的角色，还有大量社工、志愿者、宗教师、心理师、关怀师等参与到治疗过程中。从安宁院临终护理到姑息治疗，再到现在的缓和医疗，缓和医疗已经发展为独立的医护体系，为患有无法治愈疾病的患者，提供积极性的全方位照顾。特别是为癌症末期患者及家属提供专业团队服务，减轻末期病患的身体疼痛、不适症状及心理压力，陪伴患者安详地走完人生的最后一程。

舒缓医疗不一定非要等到生命的最后阶段，让患者尽早认识到抗癌并非都是激烈的治疗。在疾病尚早期就可以参与合理的舒缓治疗，配合其他治疗手段，强调对症状的关注，如控制疼痛、厌食、便秘、疲乏、呼吸困难、呕吐、咳嗽、口干、腹泻、吞咽困难等影响生存质量的症状，强调控制精神心理问题和心理照护。

例如已经多处转移的晚期癌症患者，癌症转移造成局部梗阻症状，这时进行化学治疗企图治愈疾病已经希望不大，但依然可以进行舒缓的化学治疗或放射治疗，缓解梗阻而达到改善患者症状的目的。还可以使用利尿剂减轻患者肺水肿、下肢水肿等不适并发症，给予吸氧、使用药物减少呼吸道分泌物以改善患者呼吸困难的症状，使用吗啡镇痛等，这些都是舒缓医疗的治疗手段。

世界卫生组织规定，每年 10 月第 2 个星期六为"世界临终关怀与缓和医疗日"，相对于临终关怀（安宁疗护），缓和医疗意义更广泛。

当患者身体经历疾病的折磨和痛苦，当百治不愈的晚期癌症摧残灵魂，当癌症即将走向不可逆转的结局时，参与救治的医生和护士、至亲的家属和朋友、社会团体等应该伸出援助之手，送上爱、同情、关怀和温暖，竭力为癌症患者提供缓和医疗、安宁照护、临终关怀等多元化服务，可以让患者从容地接受现状，保持希望，最终安宁地走向生命的终点。

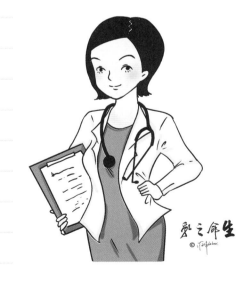

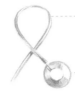

18 艺术心术共医术

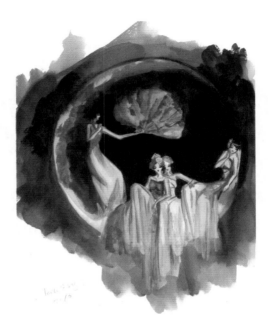

　　医学是为"人"而设，是"人"学。它总管身躯四肢、五脏六腑、眼耳鼻舌、骨骼肌肉、大脑脊髓、九大系统、两大循环，再加上微观层面上各种门类的细胞，现代医学的理解更是把人的遗传信息的基因构成看作是医学研究疾病的主要对象。公元前15世纪，古希腊出现了一种新的医学方法，以希波克拉底及其追随者为代表，他们发展出了一种追求在自然的框架内解释健康和疾病的古代医学，他们倾心研究疾病的诊断和治疗，为患者就如何保持健康状态提出建议，希望从理性科学的角度来理解病痛。诊治的场所被称为"疗愈圣殿"，而希波克拉底也被称为"西方医学之父"。

　　现代医学使用多样仪器和设备对肿瘤进行诊断和治疗，医生们通过学习人体解剖学、生理学、生物化学、微生物学和分子生物学等基础学科，在现代化医院里运用诊断学、外科学、肿瘤内科学等理论，通过临床实践的方法，为癌症患者提供现代医学的帮助，这是医学的科学，医学是所有科学中跟"人"打交道最为全面深刻、最为细致入微的学科。但科学从来都不是全部，正如希波克拉底所言"医术是一切技术中最美和最高尚的"。医学中蕴含着艺术和心术，艺术是最美的，心术是最高尚的。

乳腺癌患者在寻求医治的路上，往往需要来自家人、邻居及医生的同情和帮助，古今皆然。外科医生需要利用精湛的临床手术技巧，在切除癌肿的同时追求美学，肿瘤科医生需要聆听患者的诉求，以同情心和精益求精的态度为他们制订最佳的治疗方案，尽最大可能减少伤害。护理康复师用爱心和周全的照护，让癌症患者在治疗和康复过程中拥有心理温暖和胜利抗癌的希望。与希波克拉底誓言之一"采取我认为有利于病人的医疗措施，不能给病人带来痛苦与危害"同出一辙。这就是现代医术中的艺术和心术，古老的医学渊源被传承。

2017 年 10 月 14 日，世界医学会（WMA）大会在芝加哥通过了新修订的"日内瓦宣言"，是作为具有 2 500 年历史的希波克拉底誓言的现代继承者，发表在《美国医学会杂志》（JAMA）上。

近年来，随着基础与临床研究的飞速发展，肿瘤的分子分型与分期更为准确，药物作用机制更为清晰，手术、化学治疗、放射治疗等技术持续改进，靶向治疗和免疫治疗不断带来惊喜，肿瘤的治疗全面进入个体化"精准"时代。乳腺癌的医治也遵循"医学之严谨、治疗之匠心"的原则，即用严谨的临床态度，坚持追求治疗艺术的工匠精神，探寻和理解乳腺癌高发的原因，分析人们的饮食、吸烟等生活习惯如何影响身心，研究肿瘤诊治技巧，发明医学诊断器材和手术工具，人文关怀罹患癌症的患者心理。这也是对希波克拉底的箴言"机遇诚难得，试验有风险，决断更可贵"的诠释。

"人生矩促，技艺长存"。医治癌症，是科学，也是艺术，是医术和心术的结合，是医者对卓越医术的追求，对患者生命的承诺。

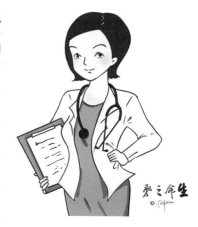

医生的誓言（中文版）

作为一名医疗工作者，我宣誓：

把我的一生奉献给人类；

我将首先考虑病人的健康和幸福；

我将尊重病人的自主权和尊严；

我要保持对人类生命的最大尊重；

我不会考虑病人的年龄、疾病或残疾、信条、民族起源、性别、国籍、政治、信仰、种族、性取向、社会地位或任何其他因素；

我将保守病人的秘密，即使病人已经死亡；

我将用良知和尊严，按照良好的医疗规范来践行我的职业；

我将继承医学职业的荣誉和崇高的传统；

我将给予我的老师、同事和学生应有的尊重和感激之情；

我将分享我的医学知识，造福患者和推动医疗进步；

我将重视自己的健康、生活和能力，以提供最高水准的医疗；

我不会用我的医学知识去违反人权和公民自由，即使受到威胁；

我庄严地、自主地、光荣地做出这些承诺。

最新进展篇

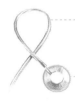

1 功能显像有优势

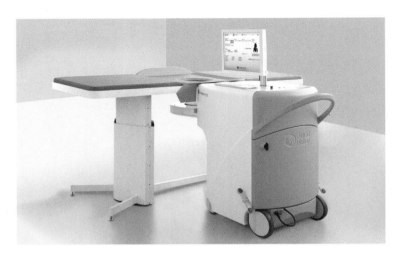

虽然近年来我国乳腺癌发病率和病死率仍在不断增加，但后者增加相对缓慢，这可能与乳腺癌筛查的普及和诊断水平的提高使患者得到早期治疗有关。乳腺检查方法中，钼靶和超声检查便捷，常作为早期筛查方法。乳腺 MRI 具有良好的软组织分辨率，其应用逐渐普及。^{18}F- 脱氧葡萄糖（^{18}F-FDG）PET/CT 全身显像在乳腺癌的分期、疗效预测及预后分析中展现出一定优势，正电子成像的高灵敏度与 MRI 的高软组织分辨率优势互补，极大提高了乳腺癌诊断的准确率。乳腺专用 PET 主要用于：早期发现肿瘤病灶、精确判断原发灶分布情况、疗效评估、局部复发评估、示踪剂引导下的活检。

乳腺病变的影像学检查方法

• 解剖学常规影像检查（X 线钼靶、超声、CT、MRI）：精确地探测正常及异常的乳腺解剖学改变。

• 功能学分子影像检查（闪烁成像、PET、SPECT）：能探测和定量乳腺异常组织的功能活性，功能显像也通常早于解剖学可见的改变，预测病变发生和发展过程，具高度特异性。

最先进的乳腺专用 PET（MAMMI PET）的显像原理与全身 PET 相同，通过分子影像分析肿瘤代谢、生理学和生物学过程，使空间分辨率提高到 1.4 毫米，能够更好地显示肿瘤内部的异质性。

^{18}F-FDG PET/CT（全身 PET）是一种被广泛认可的重要分子影像学检查，但在乳腺癌中主要用于复发和转移灶的诊断、疗效评估等，并不推荐用于原发灶的诊断与鉴别。原因在于：乳腺肿块影像质量易受到心脏、肝脏等部位放射性的影响；全身 PET/CT 的分辨率往往不足 5 毫米，对小于 1 厘米的病灶诊断灵敏度不够；部分容积效应限制了对小病灶的检出；仰卧位检查时乳房组织聚拢，不是显示乳房病灶的最佳体位，且呼吸运动易致图像模糊。MAMMI PET 的优势在于：三维立体成像，分辨率较高，成像体素仅 1 毫米 ×1 毫米 ×1 毫米；采集俯卧位悬垂乳房；γ 光子至探测器的距离相对缩短，穿透的组织结构简化和单一（从胸壁多个脏器变为仅有乳房组织）进一步减少了 γ 光子的散射、吸收；MAMMI PET 没有 CT 辐射，精确定量肿瘤的功能活性，更适用于乳腺癌患者的多次疗效评估；这些优势都弥补了全身 PET/CT 在乳腺小病灶成像的局限性。

另外，俯卧位的乳腺成像也便于与乳腺 MRI 对比，开放的影像检查设计又便于今后开展穿刺。最近一项研究显示，俯卧位 ^{18}F-FDG PET/CT 鉴别乳腺病灶良恶性的准确率与乳腺增强 MRI 相同（均 93%），在小于 1 厘米的病灶中，诊断准确率也达到 91%。

乳腺专用 PET 对探测乳腺小病灶、多中心、多原发病灶具有很好的临床应用价值。

相信随着 MAMMI PET 在乳腺癌诊治中的应用逐渐成熟，将会建立起一种全新的乳腺癌疗效评价体系。

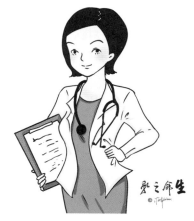

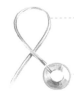

2 微创无痕话"锐旋"

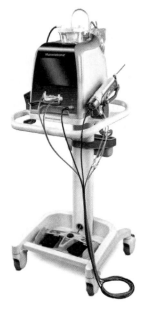

乳房是女性美的象征。乳腺肿块（尤其是乳腺良性肿块）大多发生于中青年女性，她们多数担任了重要的社会角色。罹患乳腺肿瘤后，她们不仅担心肿块在乳房内性质，若需手术切除肿块，还要在意手术后是否会在乳房上留下瘢痕和不完美。传统的乳腺肿块切除术难免会在乳房表面留下瘢痕，不仅可能使女性因忧心而放弃治疗，同时可能使一部分恶性肿瘤得不到早期发现和早期治疗。先进的乳腺微创旋切技术为需求完美的女性带来了福音。

微创旋切手术的优势

"锐旋"，顾名思义，锐利的旋切。一种完美且先进的微创活检系统的名称，也就是第三代麦默通真空辅助乳腺微创旋切系统。它主要是由旋切刀和真空抽吸泵两大装置组成，对乳腺可疑病灶可进行重复切取，以获取乳腺的组织学标本，为良性肿瘤的微创切除提供了技术基础，也为乳腺癌诊断提供了活检技术的保证。

外科医生对深部病灶及直径仅 5 毫米的微小肿瘤，即使有超声和 X 线影像定位，往往在切开乳房切口时亦不一定能准确切除，以往这类肿物虽然超声能够发现，但临床医生触诊不良或不能触及定位，只能观察，等待其长大后再进行手术，或进行大于肿块范围的切除术。而使用微创的手术方式，相对于传统手术 3~5 厘米的切口，麦默通手术切口只有 2~3 毫米。其优点为无须缝合，不留瘢痕，若同侧乳房有多个病灶，可以通过一个切口切除（3 个以下，距离不超过 10 厘米）。避免了切开皮肤、皮下组织和正常腺体，组织损伤小，恢复快，对于乳腺深部肿物和肥胖患者，优势尤为明显。手术快速，患者只需少量局麻，疼痛轻，单个肿物

10~30 分钟可完成手术，术后即可自由活动。

常规手术切口应用电凝止血容易引起脂肪液化，手术缝线作为异物存留于切口中，均易引起切口感染和愈合不良；麦默通手术对正常组织的损伤小，无任何异物残留人体，感染风险显著降低，节约抗感染成本，感染率低，更经济。

微创旋切手术适应证

• 小于 3 厘米的乳腺良性肿物、纤维腺瘤、结节、不对称密度腺体、多灶性病变及微小钙化。

• 病理性质不明，需要进行切除活检的乳房肿物（＜ 3 厘米）。

微创旋切手术禁忌证

• 对可疑乳腺癌患者可活检，但应避免行肿块旋切手术。

• 对有出血倾向、血管瘤及糖尿病患者为手术的禁忌证。

• 对肿块位于乳晕者，行旋切手术应慎重。

🖉 麦默通真空辅助乳腺微创旋切系统具有安全、有效、微创、美观等特点，但并非所有的乳腺肿块女性患者都适合做麦默通乳腺微创手术，必须谨慎选择适合微创手术的患者。

🖉 不建议乳腺肿物大于 3 厘米或以上的患者做微创手术，有切除不彻底的风险。

🖉 不建议临床上怀疑有癌变风险的肿块的患者做微创手术。

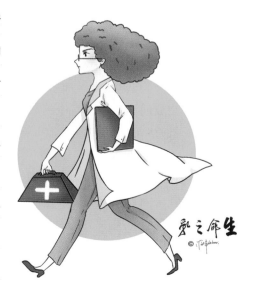

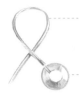

3 放射治疗新探索

　　放射治疗使用高能射线杀死癌细胞，是乳腺癌术后局部治疗的补充和有效方法，在大多数乳腺癌患者中起着重要的作用，可与手术、化学治疗等配合，作为综合治疗的一部分，以提高乳腺癌的治愈率。虽然外科医生可以通过手术切除大部分肿瘤，但仍可能有微灶癌残留，为了确保这些残癌不复发，乳腺癌患者在手术后往往被推荐接受放射治疗，以降低复发风险。另外，对于无法手术的晚期乳腺癌患者也可在手术前使用放射治疗手段配合药物治疗使肿瘤体积缩小，使原不能手术的患者争取到手术的机会。晚期乳腺癌还可通过姑息性放射治疗（骨转移、脑转移等），达到缓解压迫症状、止痛等效果。

乳腺癌放射治疗

适用放射治疗的乳腺癌患者	常用放射治疗的方法	乳腺癌放射治疗的部位
• 寻求保乳治疗者 • 乳腺癌术后高危患者	• 外照射（体外照射治疗） • 内照射（近距离放射治疗）	• 全乳照射 • 部分乳腺照射 • 区域淋巴照射

　　大多数早期乳腺癌保乳术后局部放射治疗最常用的方案是全乳常规分割的放射治疗（45~50 Gy），瘤床加量 10~16 Gy。随着乳腺癌个体化治疗模式的推广，这种常规分割放射治疗被探索中的放射治疗模式所替代。主要原因在于，总疗程长达5~6.5 周，造成治疗和护理成本升高，特别是加速器资源的紧张；放射治疗引起放射性皮炎、放射性食管炎，造成正常组织损伤以及食欲下降、恶心、呕吐、腹痛、腹泻或便秘等毒副作用，特别是缺血性心脏损伤；早期乳腺癌保乳术后约 80% 的复发是在乳房内复发，常位于瘤床及其周边，全乳放射治疗以牺牲全乳房的正常组织为代价；乳腺癌组织和正常乳腺组织对分割剂量效应的差异较小；与年轻乳腺癌患者相比，老年患者有其特殊性，表现为雌激素受体阳性的比例高，对内分泌治疗敏感。

早期乳腺癌保乳术后分割放射治疗替代模式包括：豁免瘤床加量、全乳大分割照射、部分乳腺照射、豁免放射治疗。

在乳腺癌放射治疗领域，除了制订标准的 6~7 周的外照射，放射治疗科医生还探索 4 周的较高剂量的分次放射治疗模式、术中放射治疗模式、术后球囊集中照射模式，使一部分患者获得与标准放射治疗一样的效果。对于接受保乳术的早期乳腺癌患者，在手术肿瘤部位直接给予放射治疗，称为术中放射治疗。手术后气囊近距离放射治疗是一种新的术中放射治疗的选择，使用单个导管在肿瘤腔内插入并膨胀球囊，然后将放射线输送到球囊中照射肿瘤部位。这与标准辐射相比，患者将不需要通过 6~7 周的正常的每日放射治疗，也不需要术后分 5 天完成球囊集中照射，在一天内集中放射并和手术同时完成，显著缩短了放射治疗时间并避免了健康乳房组织的辐射暴露。

相当比例的乳腺癌患者，乳腺周围淋巴通路的锁骨上 / 下区、内乳区、腋窝区是转移和隐匿肿瘤的部位，这就需要在乳房手术后进行区域淋巴照射治疗。

循证医学证明，区域淋巴照射不仅可降低复发率，而且降低乳腺癌病死率，因而有生存的获益。

对于可手术的乳腺癌，通常根据乳腺癌新辅助治疗的疗效、乳腺癌手术的选择、腋淋巴结切除的方式、腋窝淋巴结转移状况来决定是否给予区域照射。

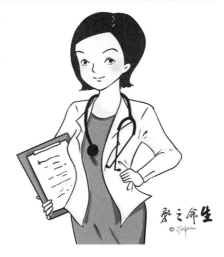

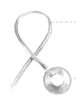

4 辅助治疗新模式

　　为保留女性美的象征，乳腺外科医生在乳腺癌手术治疗中一直努力思考和探索。乳腺癌的传统治疗方式是以外科手术为主的局部治疗，手术后再加以化学治疗和放射治疗等辅助治疗，既要尽可能保留乳腺，又要根除肿瘤，减少转移和复发。针对这个问题，术前辅助治疗解决了一部分乳腺癌患者的需求，是乳腺癌个体化治疗不可或缺的一种新模式。新辅助治疗又被称为术前治疗，包括新辅助化学治疗、新辅助内分泌治疗、新辅助靶向治疗等。可以采用新辅助治疗的乳腺癌患者包括：乳腺癌分期Ⅱ～Ⅲ期或腋窝淋巴结有转移的患者、局部晚期乳腺癌且有保乳意愿的患者、隐匿性乳腺癌患者。

　　新辅助治疗和辅助治疗是乳腺癌患者手术前后的重要治疗方法，尤其新辅助治疗是近代乳腺癌治疗领域新的理念和治疗方法，为就诊时乳腺癌分期较晚、肿瘤较大的女性选择保留乳房手术提供了机会。当肿瘤较大的Ⅲ期乳腺癌患者，如果直接选择手术，一般是无法保留乳房的；而如果选择术前辅助治疗，Ⅲ期的肿瘤缩小为Ⅰ～Ⅱ期的肿瘤，降期后的乳腺癌保乳率就可大大提高。在新辅助治疗的同时，医生也可以观察到肿瘤在经历辅助药物治疗后的反应和变化，如果肿瘤缩小、淋巴结消失，就肯定了新辅助治疗的疗效；如果肿瘤缩小不明显，就可以改变治疗方案，减少手术后远处转移的风险。新辅助治疗中的肿瘤缓解率可以预测接受新辅助治疗患者的预后，为患者赢得更优化的治疗方法。多项研究表明，针对同一分期和分类的乳腺癌患者，无论术前新辅助治疗或术后辅助治疗，整体疗效接近，总生存期没有太大的差异。

　　新辅助治疗模式包括新辅助化学治疗（单药或联合）、新辅助化学治疗联合靶向治疗、新辅助靶向治疗（双靶向）、新辅助放射治疗联合化学治疗、新辅助内分泌治疗（单药或联合）、新辅助放射治疗联合内分泌治疗等。治疗疗程的长短需要考虑治疗的起效时间和耐药时间这两方面的因素。从起效时间看，一般化学治疗 2

个周期后才可见到肿瘤体积缩小，治疗时间一般考虑为 3~4 个周期。医生还在继续探索更好的新辅助治疗手段。

在开始新辅助治疗之前，必须肿瘤穿刺进行组织病理学诊断，并获得 ER、PR、HER2 及 Ki-67 等免疫组织化学检测指标，以确定患者的乳腺癌分期分类，从而制订新辅助治疗方案。

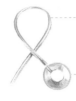

5 靶向研发代代新

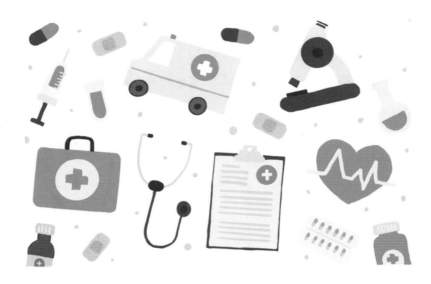

靶向药物的研发过程

　　赫赛汀（Herceptin）是科学家对人类基因研究逐渐深入，意识到癌症病变与基因变异有密切关系，并从癌细胞中获取生长基因再制成的抗癌药物。它是一种重组 DNA 衍生的人源化单克隆抗体，命名为曲妥珠单抗，它选择性地作用于人表皮生长因子受体 2（HER2）的细胞外部位，有高度的亲和力，被称为靶向药物。研究表明，乳腺癌患者中有 25%~30% HER2 过度表达，HER2 过度表达的肿瘤患者较无过度表达的患者无病生存期短、复发率高，是乳腺癌的一个独立预后因素。赫赛汀可抑制 HER2 过度表达的乳腺癌细胞的生长，提高晚期复发及转移乳腺癌的疗效，延长生存期，这种使用靶向药物的癌症治疗方法被称为靶向治疗。

　　一项纳入 3 505 例乳腺癌患者术后辅助治疗的临床试验（N9831/B31），采用含曲妥珠单抗的治疗方案（AC-TH）对比不含曲妥珠单抗的化学治疗方案（AC-T），随访 3 年，结果显示 3 年降低 52% 复发风险和 35% 死亡风险。另一项纳入 657 例晚期乳腺癌的临床试验（H0648g/M77001），随访 3 年，将治疗方案紫杉醇 / 多西紫杉醇＋曲妥珠单抗对照紫杉醇／多西紫杉醇，也显示疾病进展时间延长 1.4~1.85 倍，总生存期延长 7~8.5 个月的结果。从循证医学证据看，含赫赛汀治疗方案治疗乳腺癌效果显而易见，所以赫赛汀在全球范围内得到了乳腺肿瘤医生的一致意见（NCCN 指南、ESMO 指南、ABC 指南、ASCO 指南及 St. Gallen 国际乳腺癌会议投票），被推荐为 HER2 阳性乳腺癌患者选择应用的治疗药物。

使用赫赛汀时，除了需关注乏力、发热、恶心、腹泻、皮疹、头痛等并不严重的副作用以外，还需重视心脏毒性。心脏安全性数据 3/4 级心功能障碍发生率为 4%，但无直接药物相关致死事件，心脏不良反应可逆转，应用前后需评估左室射血分数（LVEF）。LVEF ≥ 50% 对化学治疗方案无限制，不宜联用蒽环类药物；LVEF 为 40%~50% 时，化学治疗后需单药序贯治疗，不可联用蒽环类药物；LVEF ≤ 40% 时，临床慎用。

鉴于相当数量的乳腺癌呈现 HER2 过量表达，且过量表达乳腺癌生物学行为恶性程度高，对化学治疗敏感性差，针对 HER2 信号通路的抗 HER2 靶向治疗药物在赫赛汀之后纷纷问世，如拉帕替尼、帕妥珠单抗、TDM-1、来那替尼等。而这些靶向药物的出现不仅能在新辅助及辅助治疗的患者中有效降低肿瘤分期，减少复发转移比例、延长无病生存时间，更在转移性乳腺癌患者中延缓肿瘤进展、延长总生存时间、改善预后和解决耐药的发生发挥作用。

我国靶向药物的应用进展

由于国内新药审批和医保的限制，对大多数 HER2 阳性乳腺癌患者来说，新的靶向药物是"只闻其声不见其人"。曲妥珠单抗对于 HER2 阳性的乳腺癌治疗已经成熟，但当一种靶向药物的治疗疗效不佳或耐药时，在有限的选择中，该如何更换治疗方案和药物？耐药的原因有一定概率是 HER2 基因下游的 PIK3CA 发生了激活突变（乳腺癌中的概率是 26%），这时曲妥珠单抗和 mTOR 抑制剂联合使用可能有效。一项随机对照的Ⅲ期临床研究 GBG-26 的最后分析显示，在用赫赛汀治疗中出现疾病进展且需要进一步治疗的女性中，使用赫赛汀治疗仍然有效。出现脑转移的乳腺癌患者，赫赛汀是蛋白质大分子药物，不能通过血脑屏障，改用小分子酪氨酸酶抑制剂拉帕替尼联合卡培他滨对脑转移患者有较好的疗效。在原治疗的靶向药物基础上加用另一种靶向药物，所谓双靶向治疗方案（曲妥珠单抗＋帕妥珠单抗）也是可以尝试的。或者探索联合放射治疗、内分泌治疗等综合治疗方案。

总之，在乳腺癌靶向治疗领域，"路漫漫其修远兮，吾将上下而求索。"研究者们仍然在深入研究和不懈努力。

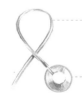

6 免疫系统守卫者

针对乳腺癌的个体治疗选择或联合治疗的决策给医者带来思考。是考虑手术治疗，还是非手术治疗？也许选择放射治疗或抗雌激素疗法？也许选择层出不穷的新药和临床试验？近年来，癌症研究和治疗领域最有希望的治疗研究是免疫治疗。所谓免疫治疗，就是用患者自身的免疫系统来抵抗癌症，是抵抗肿瘤的细胞免疫方法，是一种细胞疗法，而不是一种药物。

人体的抗肿瘤免疫应答包括：细胞免疫和体液免疫。所谓细胞免疫是指机体通过细胞介导的免疫反应杀伤肿瘤细胞。T 细胞是重要的免疫细胞，是免疫系统的守卫者，也称 T 淋巴细胞，由多功能干细胞从骨髓迁移至胸腺后定向分化形成的，主要功能是细胞免疫和释放淋巴因子。细胞免疫通过 T 细胞结合并杀死肿瘤，淋巴因子则促进体液免疫。

依据免疫识别和分子生物学理论，已证实从肿瘤患者分离的 T 细胞在体外刺激可产生针对自身肿瘤细胞的细胞毒 T 淋巴细胞（CTL），CTL 可识别肿瘤特异性肽。在肿瘤免疫中 T 细胞对肿瘤抗原的识别并非完整的抗原分子，而是识别与组织相容性复合物（MHC）分子结合提呈的抗原肽，这是 T 细胞在胸腺的分化发育中被定向选择从而获得了 MHC 限制性，也就是说 T 细胞可以对含有 MHC 类分子的细胞进行消灭，而癌细胞的一个重要特征就是 MHC 类分子丢失，这就意味着癌细胞不能被 T 细胞特异性结合并消灭，以 T 细胞为主导的抗肿瘤细胞免疫无法发挥作用。

嵌合抗原受体 T 细胞免疫疗法（CAR-T）是将免疫 T 细胞从癌症患者血液中取出，经过重组，赋予该细胞可识别并攻击癌细胞中特定蛋白质（即特异性抗原或靶标）的能力，再重新输入患者体中，让免疫细胞去识别并杀灭目标肿瘤细胞。CAR-T 技术对 T 细胞进行改造和修饰后，就不受 MHC 的限制，可大大提高其抗肿瘤免疫作用。

大多数的 CAR 都以肿瘤相关性抗原作为靶点，常用的靶点除 CD19 以外，也有相关报道以 HER2/neu 治疗肺癌和前列腺癌，瞄定前列腺特异性抗原治疗前列腺癌，瞄定 CAIX 治疗肾细胞癌，瞄定 Lewis Y 治疗肺癌和卵巢癌等。据报道：CAR-T 在急性白血病和非霍奇金淋巴瘤的治疗上有着显著的疗效；在一名胶质母细胞瘤合并脊柱转移患者体内成功消灭了所有的实体肿瘤；成功用于治疗消化系统肿瘤，大大延长患者生存期。

CAR-T 治疗的流程

• 分离：从癌症患者身上分离免疫 T 细胞。

• 修饰：用基因工程技术给 T 细胞加入一个能识别肿瘤细胞，同时激活 T 细胞的嵌合抗体，即制备 CAR-T 细胞。

• 扩增：体外培养，大量扩增 CAR-T 细胞。一般一个患者需要几十亿，乃至上百亿个 CAR-T 细胞。

• 回输：把扩增好的 CAR-T 细胞回输到患者体内。

• 监控：严密监护患者，尤其是控制前几天身体的剧烈反应。整个疗程持续 3 个星期左右，其中细胞"提取－修饰－扩增"需要约 2 周的时间。

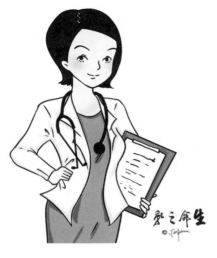

如果把肿瘤比作"罪犯"，那么 T 细胞就是侦察追捕罪犯的"警察"，而经过 CAR 改造的 T 细胞（CAR-T）就像警察配备了射击精准对敌的"枪"，这种"特殊枪"相较于天然 T 细胞表面受体（TCR）的"普通枪"能够更广泛、更准确地识别罪犯的特征，也就是肿瘤所携带的靶标。

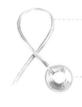

7 免疫研究有突破

　　肿瘤生物学治疗研究已在免疫治疗和基因治疗两大方面有突破性进展，前者是肿瘤生物治疗的基础，后者是肿瘤生物治疗的方向。

　　临床上，大多数乳腺癌最有效的手段仍然是手术。对于缺乏手术指征几乎没有特别有效的治疗手段的患者；对于预后较差，对传统化学治疗不敏感，且缺乏靶向药物、复发率高的三阴性乳腺癌患者；对于治疗失败、复发转移的部分 HER2 阳性患者，乳腺癌治疗仍然是难题。而 CAR-T 细胞无疑是最有希望的治疗手段之一，在这些情况下，医生推荐患者使用极有希望的新疗法试验。

　　目前仅有特定的肿瘤患者（如再次复发或其他治疗效果不佳）能接受这种临床试验。2018 年 6 月 4 日，《自然·医学》（*Nature Medicine*）在线发表了一项最新研究：美国国立卫生研究院（NIH）国家癌症研究所（NCI）Steven Rosenberg 及其同事，以一位转移性乳腺癌患者为研究对象，利用其自身 T 细胞来治疗，该患者的免疫系统经过调整后完全消除了乳腺癌细胞，这是 CAR-T 首次成功应用于晚期乳腺癌。美国 City of Hope 医学中心的研究人员将 CAR-T 细胞通过注射入脑室，治疗一位 50 岁的复发性多灶胶质母细胞瘤的男性患者并获得成功后，尝试以 HER2 为靶点的第二代 CAR-T，用于治疗乳腺癌脑转移的体外试验证明是一种有效的方法。

肿瘤免疫是一个复杂的过程，肿瘤在机体内的生成和机体影响肿瘤生成的各种因素可能是相互交织在一起的。研究发现，在 CAR-T 治疗肿瘤失败的死亡患者血液中，一种叫白细胞介素 6（IL-6）的细胞因子异常增加，提示治疗中可能发生了过强的炎症反应，这是严重的临床治疗风险，称为细胞因子释放综合征，也称为细胞因子风暴。在治疗失败的患者中，T 细胞在杀死肿瘤细胞时，通过正反馈机制释放大量细胞因子（IL-6 就是其中的关键因子），以激活更多的免疫细胞一起对抗肿瘤靶目标。当 CAR-T 快速杀死癌细胞时，产生的大量细胞因子会对机体自身的其他组织器官发起猛烈的攻击，导致机体高热、低血压、休克、衰竭甚至死亡。除了细胞因子风暴外，还有其他的不良反应，如反应迟钝、癫痫、失语、精神状态变化等。

CAR-T 技术还处于早期临床试验阶段，目前只是少数个案的成功，大多数以失败告终，远未到达进入临床开展阶段。

期待在不久的将来，随着乳腺癌治疗领域的深入研究和探索，免疫治疗成为除手术、放射治疗、化学治疗、靶向治疗外重要的肿瘤治疗模式，未来或许会成为更安全、更高效的针对乳腺癌的治疗方式，带给乳腺癌患者治愈的希望和生命的延续。

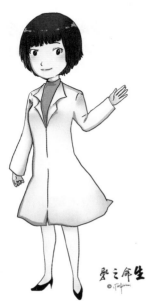

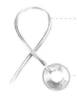

8 直面生存选择题

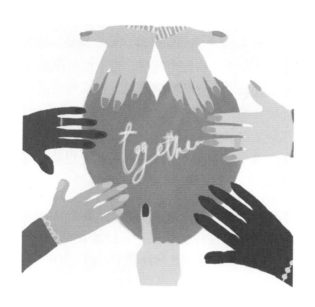

近代，乳腺癌的诊治研究有了迅猛的发展，通过早期预防筛查、早期诊断，医生已经做到可以更早期治疗乳腺癌，并将乳腺癌生存率更久地延长和病死率更大地降低。但是，一个不争的事实是，大约有30%的早期乳腺癌患者最终还是会复发，并进展为晚期乳腺癌，而晚期乳腺癌的5年生存率仅有25%左右。

美国纪录片《癌症：众疾之皇》(*Cancer: The Emperor of All Maladies*) 里有句话："拉马齐尼发现无子女的修女是乳腺癌的高发人群。"中国国家癌症中心发布的数据分析也提到："城市女性患乳腺癌，主要与城市女性压力大、工作和生活节奏快以及晚婚晚育有关。"早结婚，早生子，离开喧嚣争夺的城市，回归平凡朴素的生活，赶在乳腺癌细胞发生和可能扩散之前，这可能是女性为拯救乳房、对抗乳腺癌的生存选择题。

乳腺癌的发生原因十分复杂，它不比那些研究确认有直接原因的癌：比如空气污染和长期吸烟是肺癌的原因，肝炎病毒感染和肝硬化是肝癌的原因，人乳头状瘤病毒感染是宫颈癌的原因，辐射是皮肤癌的原因等。而乳腺癌的发病机制，没有直接的原因，通常认为与遗传、生育、环境和营养因素等间接原因有关。

长期从事乳腺癌外科治疗的医生发现，总有一部分乳腺癌患者，无论临床分期多么早，在通过手术切除整个乳房后，癌症还是会在原来部位复发，甚至扩散到远处脏器。一位早期乳管内乳头状癌患者，在切除乳房 13 年后，在同侧的胸部出现复发的癌结节；一位局部肿瘤大小 3 厘米而无腋下淋巴结转移和远处转移的患者，在切除乳房的 15 年后发现癌细胞转移到肺、胸椎和肋骨。对于外科医生而言，已经扩散的乳腺癌，即使切除整个乳房，也不能控制癌症复发。同时也无法预测，乳腺癌在原生于乳房之后会扩散到哪里。当乳腺癌需要做活检时，外科医生运用手术刀切开乳房皮肤，取出肿瘤，取出前哨淋巴结，通过活检确认肿瘤性质和有没有扩散，判断是否继续手术。对于已经扩散的晚期乳腺癌患者来说，医生的治疗选择有许多困难和不确定，继续手术是做无用功。主要的治疗目标是姑息治疗，目的是控制症状、改善生活质量并延长生存期。

早期乳腺癌个体化的治疗方法也适用于晚期乳腺癌治疗。乳腺癌是最早应用生物靶标（biomarker）指导治疗的肿瘤之一。20 世纪 90 年代，FDA 就批准靶向药物曲妥珠单抗用于 HER2 阳性晚期乳腺癌患者；但无论患者的 HER2 状态如何，化学治疗依然是晚期乳腺癌治疗的基石，通过 biomarker 甚至基因检测可以精准地指导不同的治疗方案；激素受体这个在乳腺癌治疗中最早被应用的 biomarker，也体现它在晚期患者的诊断价值上。

对于晚期转移性乳腺癌，需要分析患者肿瘤的分子特征，充分考虑疗效、安全性来选择个体化治疗方案，使患者在现有治疗手段的基础上得到最大的治疗效果。当然，一切的治疗皆是建立在患者的意愿和生存选择上。

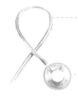

9 临床试验有意义

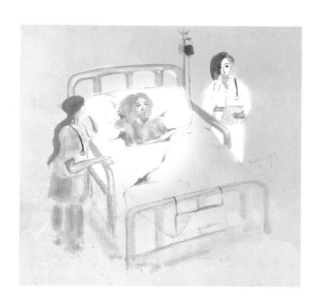

近年来，针对乳腺癌的救命治疗取得了突破性进展，给医者带来了新的希望和鼓舞。有各种各样的个体化治疗选择和对抗癌症的联合治疗的决策。是决定手术治疗，还是非手术治疗？也许选择放射治疗或抗雌激素疗法？也许选择层出不穷的新药和临床试验？

关于肿瘤的新的检查和治疗方法需要经过大量的实验、研究和探索，才会最终运用到临床。而临床试验是研究的一种可行性的促进医学进步的方法，考虑新的抗癌药物、新的药物联合方法、除药物以外的新治疗方法，目的是寻找更好的方法来预防、检测、诊断和治疗癌症，并考察检查和治疗方法的安全性和有效性。如果证实了某种检查或治疗方法是安全和有效的，则它们可能会在未来成为治疗标准和指南。

当治疗肿瘤的传统方法已经无法控制肿瘤，肿瘤继续进展时，医生会推荐患者接受临床试验，告知试验的方法和过程，给患者自主选择和知情同意的权利。临床试验也称为介入性研究，属于前瞻性的研究，针对一种新的治疗方法进行研究。具体的方法是，随机双盲让一组研究对象接受新的治疗方法，比如使用一种新药，同时有另一组称为对照组的研究对象不接受这种方法。接着便是密切追踪研究对象，再比较两组对象的情况，统计数据，得出结论。前瞻性、随机而双盲的对照研究产生的瑕疵最少，这种研究结果是最可靠的。

肿瘤新药的临床试验总共分为4期。

- Ⅰ期试验：目的在于保证最少副作用的前提下，确定新药的最适剂量。

- Ⅱ期试验：评估新药是否对某种特定类型癌症起作用。

- Ⅲ期试验：比较新药与现有的标准治疗。

- Ⅳ期试验：新药通过国家药品监督管理局审批后，测试其在大量不同类型癌症患者中的疗效。

选择临床试验是一部分乳腺癌患者的选择，每一项研究都会根据年龄、癌症分期和类型以及既往治疗等因素制订临床试验可行性方案，需要经历严格而漫长的时间，最终得出研究是否能够用于人体治疗。患者在治疗期间和治疗后将进行监测，他们也可能在任何时候因任何原因而离开试验。乳腺癌患者参加临床试验的好处在于，有机会接受最新的癌症治疗和最好的医疗管理体系；无论治疗结果如何，都会受到密切关注和随访；同时参与临床试验或许能帮助到其他癌症患者。但是，临床试验也会存在新的药物治疗可能无效的风险和药物的严重副作用。

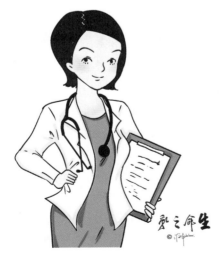

无论患者处于癌症的什么阶段，也许临床试验于某些患者是可行的，那些赋予勇气的乳腺癌患者通过参与试验研究不仅帮助了自己，也很有可能帮助其他患者，这对她们来说是勇敢而富有意义的实验。正是因为临床试验的开展，使未来有效、安全的检查和治疗方法得以广泛使用，让患者从中获益，让医学走向希望。

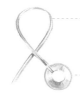 10 微创冷冻消融术

乳腺癌的治疗手段从手术到放射治疗和化学治疗，从内分泌治疗到靶向药物，乃至免疫治疗，各种治疗方法层出不穷，给乳腺癌患者带来了显著疗效，甚至是长期治愈的希望。在这同时，有一些特殊的检查和治疗方法渐渐地出现，被研究者关注。

冷冻治疗概述

早在 3 500 年前，就有学者应用冷冻方法治疗胸部感染性伤口、颅骨骨折和各种刀伤等。冷冻治疗是一种既古老又现代的治疗手段，利用冷冻剂对局部组织的冷冻，可控地破坏或切除活组织的治疗方法，也称为冷冻外科。冷冻剂的种类主要包括以下几类。

- 液氮，一种无色、无味的液体，不易燃烧及爆炸，沸点为 −196 ℃，制冷温度低，使用安全，是目前皮肤科最常用的制冷剂。

- 干冰，也即固态二氧化碳，可将之压成棒状治疗皮肤损害，制冷温度为 −70 ℃，但使用不方便。

- 氩气，超低温冷冻消融剂，是肿瘤冷冻微创治疗的理想选择。

冷冻治疗的原理在于，当组织快速冷冻，温度降到 0 以下，细胞内、外的组织液形成冰晶，细胞结构被破坏。冷冻之后继之细胞脱水，膜系统的脂蛋白变性，组织发生缺血性梗死，营养缺乏，而终至坏死。在复温过程中，被破坏的组织蛋白质具有新的抗原特性，刺激机体的免疫系统，产生自身免疫反应。故冷冻治疗局部的原发恶性肿瘤时，远隔的转移瘤的生长可能受到抑制。

冷冻治疗主要用于：①各种良、恶性皮肤肿瘤的治疗。②实质脏器良性肿瘤

的根治治疗。③气管镜下治疗原发于大气道的良、恶性肿瘤。④胃镜下治疗原发于胃肠道的良、恶性肿瘤及息肉。⑤术中冷冻治疗。⑥肋间神经冷冻止痛治疗。⑦运动伤痛治疗。⑧不能手术切除的肺癌、肝癌、胰腺癌、肾癌、前列腺癌、乳腺癌、卵巢癌、脑膜胶质瘤等的姑息治疗。

微创冷冻消融技术

微创冷冻消融技术是近代治疗学领域中的一门新技术。自 1997 年以色列伽利略公司生产的 Cryo-HITTM 低温冷冻手术系统问世以来，被 FDA 批准用于治疗肝、肺、乳房、子宫、肾、前列腺、神经（包括神经止痛）及骨骼等多系统的良性和恶性肿瘤冷冻消融治疗。Cryo-HITTM 低温冷冻手术系统是国际上技术非常成熟的肿瘤冷冻微创治疗设备，成为临床肿瘤治疗的理想选择。

Cryo-HITTM 低温冷冻手术系统定位精确、消融精准、创伤小、痛苦轻、疗效确切、治疗肿瘤的适应证较广，主要应用于全身各种实体肿瘤，包括肝癌、肺癌、前列腺癌、肾癌、胰腺癌、骨骼的良恶性肿瘤、肾上腺癌、脑膜瘤、胶质瘤、子宫肌瘤、子宫癌、卵巢癌、乳腺癌、乳腺纤维瘤，以及用于癌症止痛等，目前应用最广泛的是肝癌和肺癌。

Cryo-HITTM 低温冷冻手术系统由 3 个部分组成，即冷－热转换系统、温度监测系统和冷冻探针。冷冻探针是中空密闭的穿刺针，直径仅 1.47 毫米。探针内部有气体管道、节流喷嘴、膨胀空间等结构，治疗时一般在 B 超、CT、磁共振引导下进行穿刺，实时监测穿刺的全过程。手术方式有经皮穿刺，外科手术直视下穿刺，腔镜下穿刺。治疗时，将探针刺入肿瘤内，开通氩气，冷冻 10 分钟，停顿 3 分钟，再开通氦气，升温 1 分钟，这样的治疗过程再重复一次治疗过程便结束，一般耗时 25 分钟。

在乳腺外科的治疗探索中也取得了很好的治疗效果，可用于乳腺良性实体肿瘤去除治疗（乳腺纤维腺瘤、叶状肿瘤等）、早期乳腺癌根治治疗、失去手术时机的晚期乳腺癌姑息治疗（包括高龄、器官功能差、全身状况差难以耐受手术与麻醉的患者；远处脏器多发的难以完全切除的转移瘤；放射治疗或化学治疗效果欠佳的肿瘤；手术、放射治疗、化学治疗等治疗后复发的肿瘤；局部症状严重的肿瘤姑息等）。一项美国外科医师学会肿瘤学组（ACOSOG）的研究报道，分析 19 个中心 99 例中的 86 例接受冰冻消融术的早期乳腺癌患者，其中 94% 的肿块小于 1 厘米的患者，在冷冻消融术进行 28 天之内肿瘤成功被去除，发现冷冻消融术是很多早期乳腺癌患者进行传统手术的可行选择。日本 Eisuke Fukuma 教授报道其主持下的研究中心的 33 例小于 1 厘米的原位癌和 6 毫米以下的 HR（+）浸润性乳腺癌患者开展冷冻治疗，随访 4 年未出现并发症或复发。

TIPS

> 与传统手术相比，影像技术引导下的微创冷冻消融技术的开展，大大降低了手术风险和并发症率；与微波、射频微创治疗手段相比，它能够监测治疗过程和治疗效果，没有麻醉条件的限制；与放射治疗和化学治疗相比，它没有肿瘤组织对化学治疗药物不敏感或受放射治疗最大剂量限制的问题。

> 尽管有如此独特的优势，但低温冷冻治疗最大的劣势是冷冻区边缘可能残存癌细胞，成为复发的根源；局部的治疗并不能完全替代癌症的全身治疗带给患者的获益，况且冷冻治疗的患者选择的局限性和可引起器官裂开及"冷休克"等严重的并发症还有待进一步的探索。

总之，微创冷冻消融术已是一种治疗乳腺纤维腺瘤的成熟技术，而对于早期乳腺癌的小肿瘤，冷冻治疗可作为手术的替代治疗；对于晚期不可手术乳腺癌可作为姑息治疗。

微创冷冻消融术与传统治疗整合，可增强综合治疗的效果，减少肿瘤负荷，减轻症状，提高生活质量，延长生存时间，展示出良好的发展前景。

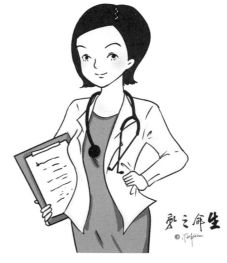

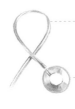

11 替代疗法罗生门

　　早期乳腺癌患者大多可以治愈，但仍有 20%~30% 会进展至晚期，而晚期乳腺癌患者还是不能治愈的。在经历了多种常规标准治疗之后仍未康复或治愈的患者，听闻到一些非主流推荐的治疗和康复手段，也会选择一些认为针对性强的方法去尝试，这被称为补充治疗或替代医疗。补充治疗包括传播的食品、用品和实践活动，目前不被认为是标准医疗的一部分，大多数未在临床试验中测试，没有被科学证明是有效的治疗方法。然而，乳腺癌患者总会抱有希望，在接受医学治疗的同时尝试补充和替代治疗（CAM）。

　　乳腺癌治疗方案包括以下三种类型：

　　• 传统治疗：指标准的西医疗法。包括化学治疗、内分泌治疗、放射治疗、靶向治疗和手术，有循证医学依据。

　　• 补充治疗：指标准疗法以外的任何疗法。可能有价值，但其风险、益处、副作用以及与标准疗法的相互作用仍缺乏研究。

　　• 替代治疗：指代替标准治疗的方法。非西医疗法，没有经过严格的临床试验。

补充治疗与替代治疗

　　补充和替代治疗五花八门，不一而足，是非优劣，各说各话。或许有价值，帮助治疗病痛的症状和减少副作用；或许有风险，常常缺乏研究和延误病情。如果采用将标准治疗与补充和替代治疗结合在一起的方法治疗患者，称为整合治疗。尝试 CAM 的患者越来越多，针对 CAM 的研究也不断增多。其中关注较多的替代补充治疗有如下几种：

　　• 中草药医学：包括服用中草药、针灸、按摩点穴，疏通人体经脉，辨证医治疾病。

- 中国气功和太极：通过温和运动，关注呼吸冥想，实现对生物能量的控制。

- 印度草药医学：通过食物、冥想和按摩来调整身心。

- 自然疗法：用自然界草药、植物和其他天然产品促进身体愈合。

- 日本灵气疗法：控制生物能量的方法，使患者感觉放松和疼痛减轻。

- 瑜伽和运动疗法：增强能量、活力和生活质量。

- 音乐和祈祷疗法：有助于患者放松和无孤独感，保持积极的心理和生理状态。

- 其他：温泉水疗、饮茶药膳、记录、手工、芳香疗法等，有助舒缓情绪，减轻忧虑。

一些小型研究显示，针灸可能有助于缓解乳腺癌治疗引起的潮热，减轻呕吐、疼痛和疲劳。瑜伽、按摩和冥想也被证实可以减轻这些潮热症状。气功被用作对化学治疗和放射治疗的补充，以及作为无法手术晚期癌症患者的替代治疗，帮助患者改善生活质量。乳腺癌患者术后可通过瑜伽运动感受温和运动和放松。有研究证实，抗氧化剂（包括维生素 C 和维生素 E、辅酶 Q_{10}）对预防和治疗癌症并无帮助。大剂量服用大蒜胶囊、人参、灵芝、生姜、银杏、大豆、芦荟胶和缬草等饮食补充剂可能影响癌症治疗效果。另有报道，医用大麻可以缓解由乳腺癌诊断和治疗引起的疼痛、恶心、潮热、食欲不振和焦虑等不适症状。

整合疗法

2018 年 6 月，美国临床肿瘤协会（ASCO）发表了《乳腺癌治疗期间及治疗后的整合疗法：ASCO 支持美国肿瘤整合治疗协会（SIO）临床实践指南》，针对正在接受乳腺癌治疗以及乳腺癌后幸存的患者。该指南回顾了 1990—2015 年发表的乳腺癌补充疗法相关的随机临床对照实验，强调在坚持常规治疗的基础之上，遵循临床证据选择补充治疗以辅助乳腺癌治疗的可能性，提出了关键建议。其主要建议包括：

- 建议使用音乐疗法、冥想、压力管理和瑜伽减轻焦虑／压力。

- 建议使用冥想、放松、瑜伽、按摩和音乐疗法缓解抑郁／情绪障碍。

- 建议使用冥想和瑜伽以提高生活质量。

- 建议使用指压和针灸来减少化学治疗引起的呕吐和恶心。

- 没有强有力的证据支持使用膳食补充剂控制乳腺癌治疗相关的不良反应。

大多数补充和替代治疗是整体医学的模式，寻求身心共鸣的治疗理念，不仅仅是医治患者的身体，还拯救患者的心灵和精神。

有科学试验依据的补充和替代治疗正成为医生治疗方案的一部分，也希望将可以辅助治愈的补充和替代治疗推荐给患者。

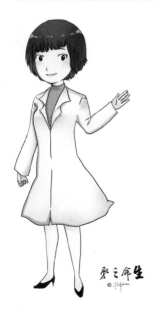

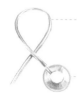

12 食疗抗癌新理念

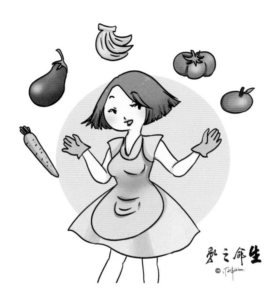

　　1975 年美国"营养问题特别委员会"指出，"现代慢性病其实就是（细胞）代谢异常（损伤）的疾病，是起因于营养的代谢失衡。对于此种失衡，不能用应付细菌的方法治疗，因为它是身体本身质变引起的疾病。"癌症已被定义为慢性病，它的本质是细胞受损，治疗癌症也就是修复损伤细胞的过程，修复损伤细胞需要营养，需要补充均衡的营养来激活细胞，改善细胞生存的内外环境。而营养由人体每天摄入的饮食补充，所以饮食往往是关乎人们的生活质量、决定人体的健康和疾病的重要因素之一。

　　"营养一个细胞，减少一种疾病；缺乏一种营养，产生一种疾病。"这是比较新兴的营养医学的核心概念，以科学认识为前提，以严谨的研究为依据，主要研究营养与疾病预防和治疗的关系，是一门现代医学的交叉学科。营养医学的另一个内涵是通过摄入食物，获取其中的营养成分而达到治疗疾病的目的，也就是所谓的食疗。

　　西方哲学家和医学之父希波克拉底说："让你的食物成为你的药，而你的药就是你的食物。"我国古代《史记·郦生陆贾列传》言"民人以食为天"。这些名言描述了饮食与人的生活和健康息息相关。癌症专家 Patrick Quilin 博士的观点认为："在每个人七十年寿命的岁月中，患有隐性癌症的机会大约有六次，然而只有一部分人会缓慢发展成显性的癌症。人体本身的机制是有抗癌准备的，问题在于在此过程中要有全面和充分的营养摄取，适当的营养可以预防 50%~90% 的癌症。"

营养医学已成为一种医疗手段的指导理念，那么关于乳腺癌预防、治疗和康复中的饮食和营养，又是如何科学认识、科学应用和科学管理的？哪些食物和营养在预防和治疗乳腺癌中发挥作用？

了解导致乳腺癌的饮食因素

研究表明，在青春期进食高脂肪饮食的女孩，即使她们没有超重或肥胖，也可能在以后的生活中患乳腺癌的风险更高；超重女性被认为患乳腺癌的风险更高，因为额外的脂肪细胞会产生雌激素，导致额外的乳腺细胞生长。温热性食物、腌晒食品和油炸食品，特别是油炸鱼／肉、油炸面食以及油煎花生米，可增加女性乳腺癌的危险性。

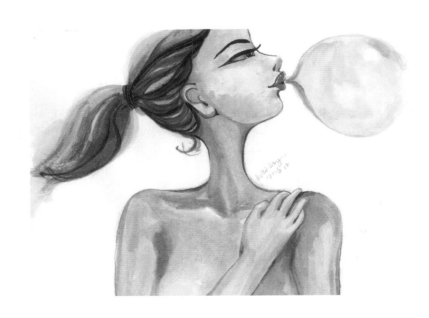

从饮食源头预防乳腺癌

女性营养干预研究（WINS）结果显示：通过低脂饮食减轻体重 0.45 千克，可以明显降低绝经后乳腺癌患者的复发风险，而且在雌激素受体阴性的患者中更加显著。NHC 的研究结果：乳腺癌患者如果体重指数增加 5~10 千克，复发风险增高 40%。每降低 20% 的膳食能量，能降低 24% 的乳腺癌复发风险。一项关于上海市 5 000 例乳腺癌患者的中美联合研究证明，吃大豆能降低 25% 的乳腺癌复发风险，尤其对于雌激素受体阴性的患者保护更明显。英国隆德大学的 Skane 大学医院的研究人员在《临床癌症研究》杂志上发表了一项研究，结果发现对于应用他莫昔芬进行治疗的乳腺癌女性，喝咖啡可以抑制肿瘤的生长和减少复发风险。深入研究分子生物学的情况下，抗氧化剂有助于防止人体细胞受到损害，食用抗氧化剂可以帮助预防乳腺癌。蔬菜、水果、膳食脂肪、豆类和乳类等食品的摄入情况，以及与膳食相关的烟、酒、茶的消耗，与乳腺癌的发生有密切的关系。

科学选择有利于乳腺癌治疗和康复的食物营养

乳腺癌发病与饮食因素有关，乳腺癌患者的疾病进展、复发风险、总生存率也与膳食结构和食物选择有关。建议乳腺癌患者改变饮食结构、均衡膳食、多种饮食、减少热量及脂肪的摄入。饮食结构以植物性食物为主、动物性食物为辅的模式。以谷类为主，多吃水果，优选鱼和禽，减少红肉（猪、牛、羊肉）和烟熏和腌制肉的摄入，适量摄入鸡蛋和牛奶，合理摄入大豆。控糖限酒，多饮茶。其中摄入最佳的抗氧化剂以浆果（蓝莓）、水果（苹果）、蔬菜（菠菜）、豆类、坚果和部分中草药尤佳。

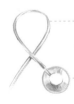

参考文献

[1] 邵志敏，沈镇宙，徐兵河.乳腺肿瘤学[M].上海：复旦大学出版社，2013.

[2] 苏珊·乐芙，凯伦·林塞.乳房圣经[M].章乐虹，译.长沙：湖南科学技术出版社，2014.

[3] 玛莉莲·亚隆.乳房的历史[M].何颖怡，译.北京：华龄出版社，2003.

[4] 密玛·史芭朵拉.胸部：我们身体最公开的秘密部位[M].林瑞霖，刘娟君，译.长春：北方妇女儿童出版社，2008.

[5] 西西.哀悼乳房[M].桂林：广西师范大学出版社，2010.

[6] 徐兵河.乳腺癌[M].北京：北京大学医学出版社，2005.

[7] 邵志敏，余科达.精准医学时代的乳腺肿瘤学[M].上海：复旦大学出版社，2016.

[8] 邵志敏，沈镇宙.乳腺原位癌[M].上海：复旦大学出版社，2017.

[9] 沈坤炜，方琼.专家细说乳腺疾病[M].上海：上海科学技术文献出版社，2011.

[10] 沈坤炜，李宏为.乳腺癌临床诊治实用手册[M].上海：上海科学技术文献出版社，2013.

[11] 福田护.乳腺癌正确治疗与生活调养[M].肖燕，译.南宁：广西科学技术出版社，2012.

[12] 瑞秋·卡尔顿·艾布拉姆斯.与身体对话：终结疲惫的自疗启示录[M].刘倩，译.北京：北京联合出版公司，2018.

[13] 邵志敏，沈镇宙.乳腺癌：基础与临床的转化[M].上海：上海交通大学出版社，2016.

[14] 弗洛伦斯·威廉姆斯.乳房：一段自然与非自然的历史[M].庄安祺，译.上海：华东师范大学出版社，2017.

[15] 汪洁.女性，挺起你的胸：乳腺外科医生手记[M].哈尔滨：黑龙江科技出版社，2017.

[16] 李颖哲.巴赫医师的人生教科书[M].台湾：台湾巴赫实业有限公司，2007.

[17] 威廉·拜纳姆，海伦·拜纳姆.传奇医学：改变人类命运的医学成就[M].周文洁，译.北京：人民邮电出版社，2015.

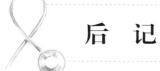

后 记

乳腺癌，发生在乳房的癌症，当今女性发病率最高的癌症。从抗击乳腺癌历史来看，从手术、化学治疗、放射治疗、内分泌治疗，到发现癌基因的靶向治疗，再到免疫治疗，每前进一步，都付出了很多生命和心血。而乳腺癌仍然有太多的未知，如谜。对抗乳腺癌，医者似乎已有很多手段，却发现后面还有更大的困难，明明掌握着当今诊治乳腺癌的技术，还是没有彻底治愈的办法。有科学家认为"真正持久的治愈，不仅可预见，而且可以避免"，所以很多医生不愿意说治愈，因为癌症的不确定性，因为严谨，因为敬畏，因为还有太多的未知。

写这本书的灵感来自于我在诊治乳腺癌的外科医生生涯中遇见的我的患者，大多数是女性，也有男性。我要感谢她们！她们向我诉说罹患癌症的各种症状、不安的情绪、治疗中的遭遇，甚至她们面对除医疗以外的事业、家庭、孩子的种种问题，在一次又一次地告知我的乳腺癌患者和信任我的女性朋友们关于乳房健康、乳腺癌危害和医生对付乳腺癌的手段之后，我发现我需要将这些内容以科普的形式写出来，可以让更多女性深入了解自己的乳房，认识乳腺癌，从容面对胸部问题，保持积极乐观的态度。

感谢上海科学技术出版社的责任编辑，在成书过程中的辛劳付出；感谢复旦大学出版社的王晓萍老师，感谢黑龙江科技出版社的常虹老师，在写作这本书时所给予我的指导和帮助；感谢张驰先生和吴梦蝶小姐给予本书出版的帮助；还有更多的医学前辈、同道、亲人和朋友的付出和帮助，一并感谢。

医学是生命的科学，医生以生命为工作对象，生命是人最基本的价值。"生命之乳"是漫长的抗击乳腺癌的希望之旅，最终的抗癌胜利可能还遥不可及。但抗击癌症的路，总要往前走，还需要走得更远。科学的进步，乳腺癌治疗的一个个的新发明和新进展，让医生们已越来越对癌症治疗的未来充满信心，对乳腺癌患者治愈满怀希望。

我的患者们和女性朋友们，这本乳腺癌科普之作是献给你们的爱，乳腺癌科普的初衷是使你们从中得到救治、支持和希望，从容应对癌症的困扰。虽然还不能完全战胜乳腺癌，但医者一直在不懈的努力，在奋斗，从未放弃过。

汪洁作于 2020 年 1 月